Jeannette Bischkopf

So nah und doch so fern

Inhalt

Wenn in einer Familie Depression zum Thema wird, ist meistens schon viel passiert. Unter Umständen sind Jahre vergangen mit unklaren Symptomen und immer wieder neuen Behandlungsversuchen. Die Leidensgeschichte eines depressiv erkrankten Menschen und seiner Familie beginnt nicht mit der Diagnose und Behandlung, im Gegenteil: Sie sind der Beginn seines Weges aus der Depression, denn wenn eine Depression erkannt ist, ist sie nach heutigem Wissensstand gut behandelbar.

In Gesprächen mit Angehörigen fällt auf, dass sie oft die Zeit des Zusammenlebens einteilen in eine vor und eine nach der Diagnose Depression. Die Zeit davor ist gekennzeichnet von Unsicherheit darüber, was die Veränderungen bedeuten, die die Angehörigen wahrnehmen. Der Partner zum Beispiel wird einsilbig, zieht sich zurück, will nichts mehr unternehmen, sagt zu allem Nein, ist in seinen Stimmungen unberechenbar, klagt über Kopfschmerzen, Verspannungen, Appetitlosigkeit und wirkt abwesend.

Manchmal vermuten Angehörige, dass der Partner sich jemand anderem zugewandt hat und daher das Interesse am Zuhause verloren hat. Paare berichten, dass sie in ernste Krisen geraten, weil ein Partner den anderen misstrauisch beobachtet. Jedoch kann der kranke Partner selbst seinen veränderten Zustand manchmal gar nicht erkennen und ist in den beschriebenen Symptomen wie gefangen. Wenn Paare durch so eine Krisenzeit hindurchgehen und der an Depression erkrankte Partner behandelt wurde, dann sagen sie im Rückblick oft mit einem großen Bedauern etwas wie: »Wenn wir das gewusst hätten, dass das eine Depression ist, dann wäre uns manches erspart geblieben an Sorgen, Ängsten, Zweifeln und auch Schwierigkeiten miteinander.« Unter Umständen kann das auch heißen: »Wenn wir das gewusst hätten, dass das eine Depression ist, dann hätten wir uns nicht getrennt.«

Angehörige beschreiben Informationen über die Erkrankung als Basis und Grundstein für alles Weitere: den Umgang mit dem Kranken, die eigenen Reaktionen, das familiäre Zusammenleben, die Entscheidungen, die die Familie fällt.

TIPP **Es sind also im Wesentlichen zwei Dinge zu tun, wenn die Diagnose Depression im Raum steht: Erstens erkennen, dass man Informationen braucht, und zweitens relevantes Wissen zusammentragen, das einem im konkreten Alltag hilft.**

Das Bedürfnis nach Aufklärung und mehr Informationen über Depression entsteht einmal, wenn bereits der Verdacht auf eine Depression besteht, sei es durch eigene Vermutungen, durch das Gespräch mit anderen, den Vergleich mit Gelesenem und Gehörtem oder wenn sie schließlich ganz explizit ausgesprochen wird durch fachkundige Personen. Ist dies der Fall, dann sind die ersten Ansprechpartner andere Betroffene, um aus ihren Erfahrungen zu lernen. Angehörige hören sich im Bekannten-, Kollegen-, Familien- und Freundeskreis um nach ähnlichen Erfahrungen, häufig jedoch ohne direkt über Depression zu sprechen. Die eigene Geschichte wird erst viel später öffentlich gemacht, wenn man sich selbst als Angehörigen eines an Depression Erkrankten sieht. Aber auch dann oft nur mit Vorsicht. Zu Beginn geht es eher darum, einen Weg zu finden, an dessen Ende man es wagt, von Depression zu sprechen.

Häufig werden die Schwierigkeiten, überhaupt von Depression zu sprechen, im Rückblick als sehr schamhaft erlebt, als hätte es so nicht sein dürfen, als hätte man die lange Zeit nicht »verschwenden« dürfen. Seien Sie also nachsichtig mit sich selbst, es ist normal und geht anderen auch so, dass man eine Weile braucht, um diese neue Situation überhaupt als solche zu erkennen.

Eine Depression entwickelt sich häufig schleichend, dass es leicht ist, sie zu übersehen. Der Begriff wird so häufig im Alltag benutzt, dass man selten weiß, wofür er steht, wenn es um die Krankheit geht. Und auch das weiß am Ende nur der Betroffene selbst, als Angehöriger haben Sie eine andere Geschichte, quasi die andere Seite der Medaille: Depression ist für Sie etwas anderes als für den Kranken, Sie erleben sie mit Ihren eigenen Emotionen und Ihren eigenen Fragen.

In dieser ungewissen Zeit kann es hilfreich sein, zu beobachten, wach zu sein und die Möglichkeit einer Depression in Betracht zu ziehen. Dies ist vor allem dann der Fall, wenn unklare körperliche Symptome über einen langen Zeitraum bestehen, Ängste, Sorgen, Schlafstörungen und Konzentrationsmangel vorliegen und der »Kranke« das Interesse an allem verliert, was ihm einmal gefallen hat, oder sich daran nicht mehr freuen kann.

Ein wichtiges Warnzeichen sind nach Angaben von Betroffenen Schlafstörungen, Verspannungen, Kopf- und Magenschmerzen und eine allgemeine Niedergeschlagenheit. Der ganze Körper wird als schwer erlebt, eher wie in einer Grippe als in einer psychischen Krise. Dieser Aspekt von Depressionen führt auch dazu, dass Hausärzte oft andere Diagnosen stellen und körperliche Symptome langwierig behandeln.

Auf dem langen Weg der Hilfesuche werden unter Umständen zahlreiche Untersuchungen durchgeführt, die letztlich alle ohne Befund sein können. Hausärzte übersehen in 30 bis 50 % aller Fälle eine Depression. Jeder zehnte behandelte Patient in einer Hausarztpraxis leidet eigentlich an einer Depression. Wenn also selbst die, die es sehen und wissen müssten, es manchmal nicht sehen, wie sollten Sie als Angehöriger die Symptome richtig deuten können?

Depressionen haben viele Gesichter und können sich hinter vielem verbergen. Kein Wunder also, dass depressive Symptome von Laien kaum angemessen wahrgenommen werden. Leichte und subklinische Depressionen sind kaum zu erkennen im Gegensatz zu ausgeprägten und schweren Depressionen, deren Anzeichen leichter gesehen werden. Legt man Laien Falldarstellungen gesunder und depressiver Menschen vor, so kann ca. die Hälfte die depressiven Fälle nicht identifizieren. Damit ist ihre Quote zwar nur unwesentlich schlechter als die der Hausärzte, die man inzwischen immerhin weltweit mit Informationskampagnen für die Krankheit Depression zu sensibilisieren versucht. Es ist also nicht verwunderlich, dass Sie eine Zeitlang blind gewesen sind für die depressiven Symptome Ihres Partners, Ihrer Eltern oder Ihres Kindes.

Im Rückblick ist diese Zeit, in der die Depression schon da ist, aber von allen unerkannt, die schwierigste, da Sie keine Handlungsmöglichkeiten haben. Die Depression des Angehörigen ist oft unerwartet und scheint kaum beeinflussbar. Zudem erschweren einige typische Symptome wie Stimmungsschwankungen und Reizbarkeit die Vorhersagbarkeit von Verhalten und Ereignissen. Partner müssen Termine absagen, weil der depressive Partner sich nicht wohl fühlt. Oder er lehnt Dinge ab, die er zuvor mochte, und wirkt dadurch in seinem Wesen verändert. Seine Reaktionen sind nicht mehr verstehbar, weil sie aus dem Muster des Gewohnten herausfallen.

BEISPIEL Inge Jens erzählt über ihren Mann: »Jetzt gab es plötzlich eine merkwürdige Abhängigkeit von Gunstbeweisen, von Liebesbezeugungen, von Zuneigung, von Anerkennung, von Bestätigung. Natürlich freut sich jeder Mensch darüber. Aber dass du (an ihren Mann gewandt) in irgendeiner Form von vornherein dachtest, dass das, was du sagst, eventuell keinen interessieren könnte, das war nicht deine Art. ›Das interessiert ja keinen‹ wäre dir vorher nie als Gedanke gekommen. Plötzlich zerfledderte alles; die Depression zeichnete sich ab, aber wir wussten es nicht.« (SCHWEITZER u. STREECK 2001) ■

Häufig werden daher alternative Erklärungen gesucht, bevor überhaupt die Diagnose einer Depression in Erwägung gezogen werden kann bzw. durch Ärzte, Psychologen oder Freunde ins familiäre System eingebracht wird. Zieht sich beispielsweise der depressive Partner zurück, wird einsilbig und schweigsam, dann befürchten viele Angehörige zunächst eher eine Beziehungskrise als eine Krankheit. Hat der Partner viele berufliche Anforderungen zu bestehen, wird oftmals von einer vorübergehenden Stresssituation gesprochen; Sorgen und Schlafstörungen, Mattigkeit und Magendrücken werden dann als Stressreaktion verstanden und können unter Umständen lange Zeit toleriert und Teil des Alltags werden. Auch Unterforderung oder eine ausweglos erscheinende Lage wie zum Beispiel lange Arbeitslosigkeit kann die depressiven Symptome normalisieren. Der Kranke wird dann als zu Recht verzweifelt und niedergeschlagen wahrgenommen und keiner kann sich vorstellen, dass an dieser depressiven Stimmung durch eine Behandlung etwas verändert werden könnte. Bedingungen der Arbeitswelt, zum Beispiel Mobbing, Über- oder Unterforderung, Leistungsdruck, Bedrohung durch Kündigung, befristete Anstellungen, unsichere Auftragslage etc. werden zunehmend als Ursache wahrgenommen für eine depressive Reaktion, die dann ihrerseits häufig als ganz normal und also nicht behandlungsbedürftig gesehen wird. In diesen Fällen hofft dann die ganze Familie auf eine Änderung der äußeren Lage, zum Beispiel auf eine Vermittlung in Arbeit und damit das Ende ständiger Geldsorgen.

Einige depressive Symptome werden also durch den Kontext normalisiert und sind daher kaum als solche wahrnehmbar. Andere wiederum werden kaum mit Depression in Verbindung gebracht, weil sie nicht dem herkömmlichen Bild des niedergedrückten, verlangsamten, entmutigten Menschen entsprechen. Gereiztheit und Aggressivität zum Beispiel werden selten mit Depression assoziiert, eher mit Charaktereigenschaften, für die dann ebenfalls selten Besserung möglich oder Behandlung notwendig erscheint.

Diese erste Phase ist gekennzeichnet von einer umfassenden Verunsicherung. Veränderungen sind wahrnehmbar, aber nicht einzuordnen bzw. die Einordnungen stellen sich als nicht ausreichend heraus. Zum Beispiel können das Hoffen auf Arbeit und die Mühen der Arbeitsplatzsuche zermürben, die Verzweiflung verselbstständigt sich, und der Kranke ist nicht mehr in der Lage, sich zu konzentrieren und aktiv zu sein. Erst wenn sich die Anzeichen für eine »Krankheit« verdichten, werden zuvor schwer verständliche Verhaltensweisen als »depressiv« eingeordnet und schließlich auch diagnostiziert.

Mit der Diagnose Depression treten Sie in die nächste Phase ein, in die der Auseinandersetzung mit der Erkrankung. Wenn Sie also erkennen, dass eine neue Situation eingetreten ist, dann werden sie den zweiten Schritt tun können und gezielt Informationen genau für diese Situation suchen und finden.

Hierbei ist das Internet oft die erste Wahl, weil es einen bequemen, zeit- und ortsunabhängigen, anonymen Zugang zu Informationen bietet. Nutzerinnen und Nutzer sehen sich jedoch mit einer unüberschaubaren Menge an Angeboten konfrontiert, die keiner redaktionellen Kontrolle unterliegen. Die gezielte Suche nach Informationen zum Thema Depression kann sich so als überwältigendes und überforderndes Unternehmen gestalten: In der Suchmaschine Google finden Sie zum Beispiel ca. 100 Millionen Einträge zum Stichwort »Depression«. Orientierung lässt sich schwer finden, vor allem wenn sich Informationen widersprechen. Es besteht ein vielfältiges Angebot sowohl vonseiten Professioneller als auch von Betroffenen, die auch psychologischen Laien verständliches Basiswissen über psychische Störungen, diverse Therapieansätze, soziale Hilfsangebote und Kontaktadressen vermitteln.

Neben den Informationen kann man Erfahrungen von Betroffenen finden in Interviews, Erfahrungsberichten, Fallbeispielen, Essays und Gedichten oder man kann selbst eigene Fragen oder Beiträge in Foren einbringen. Sie können Online-Tests machen, Informationsmedien bestellen oder Büchertipps lesen. Manchmal finden Sie auch eine virtuelle Selbsthilfegruppe, die meistens mittels Newsgroup, Webboard und Mailingliste, seltener als Chat organisiert ist. Besonders beliebt sind Foren, die wie reale Selbsthilfegruppen funktionieren: Man kann sich aussprechen, einander zuhören, Trost spenden, Tipps geben und Beratung erhalten, Hinweise auf Informationsmaterialien, auf Kongresse bekommen usw.

Allerdings sprechen alle diese Angebote eher Betroffene an als Angehörige. Für Angehörige findet man leider kaum eine solche Auswahl – weder online noch real. Das bedeutet, wenn Sie beginnen, unter dem Stichwort »Depression« nach Informationen zu suchen, dann werden Sie zwar sehr viel finden, aber kaum etwas, was Ihrer Situation entspricht.

Da wird dann über die männlichen Wechseljahre »aufgeklärt«, die mit einer Depression einhergehen können, oder über Schwermetallbelastungen, die depressiv machen können. Gehen Sie kurz in den Dschungel der Begriffe zu Depression und Sie werden sich des Eindrucks nicht erwehren können, dass überall Depressionen lauern: Postpartum oder postpartale Depression, Wochenbettdepression, klimakterische Depression, Involutionsdepression, double Depression, saisonale Depression, atypische Depression, primäre Depression, sekundäre Depression, reaktive Depression, psychogene Depression, endogene Depression, exogene Depression, pharmakogene Depression, somatische Depression, organische Depression, neurotische Depression, psychotische Depression, wahnhafte Depression, Affektpsychose, Melancholie, Erschöpfungsdepression, Entwurzelungsdepression, somatogene Depression, symptomatische Depression, chronische Depression, therapieresistente Depression, Entfremdungsdepression, agitierte Depression, gehemmte Depression, anankastische Depression, larvierte Depression, ängstliche Depression, Sissi-Syndrom, narzisstische Depression, männliche Depression.

Die Menge und Widersprüchlichkeit an Informationen in unterschiedlichen Medien erschweren den Zugang und die Auseinandersetzung mit relevantem Wissen. Sie schwanken folglich zwischen Zuversicht, Erleichterung und Hoffnung auf der einen Seite und Angst, Verunsicherung und Sorge auf der anderen Seite. So wurde eine Ehefrau dadurch vollkommen verunsichert, dass der Psychiater ihres Mannes den Begriff »Affektpsychose« benutzte. Sie suchte dann nach Informationen zu Psychosen und wurde von Ängsten überwältigt, dass ihr Mann Halluzinationen und Wahnvorstellungen entwickeln würde. Hier hatte die Nutzung der Fachsprache die Suche nach Informationen noch verstärkt und dabei in die Irre geführt. Geholfen hätte ihr wahrscheinlich eher eine Beschreibung des wahrscheinlichen Verlaufs der Krankheit, ihrer Behandlung und was sie dazu tun kann und was nicht. Mit dem Fortschreiten des Behandlungsprozesses treten dann Fragen nach dem Alltag, der gemeinsamen Zukunft, dem Handeln in konkreten Situationen in den Vordergrund.

Für die ersten Schritte ist es hilfreich, sich Basiswissen über die Erkrankung anzueignen, für die folgenden, sich mit anderen Angehörigen zu vernetzen (siehe auch das Kapitel »Bei Bedarf Hilfe holen«).

Was ist eine Depression?

Die Depressionsdiagnostik, also das Erkennen und Einordnen von Symptomen als depressiv, ist auch in Fachkreisen ein umstrittenes und sich beständig weiterentwickelndes Thema. So hat man vor 20 Jahren Depressionen noch anders definiert und diagnostiziert als heute. Damals wurde unterschieden zwischen einer eher lebensgeschichtlich bedingten Depression, die als Reaktion auf eine Situation auftrat, und einer eher biologisch bedingten Depression, für die kein auslösendes Ereignis gefunden werden konnte. Heute geht man stärker von einer Kombination verschiedener Auslöser aus, das heißt, jede Depression hat innere (biologische) und äußere (reaktive) Elemente. Folglich wird für die Behandlung von Depressionen vorzugsweise eine Kombination beider Behandlungsformen, also Medikamente und Psychotherapie, gewählt.

Die heutige aktuelle Depressionsdiagnostik orientiert sich jedoch weniger an den möglichen Ursachen als an dem, was sichtbar ist. Diese sichtbaren Merkmale beziehen sich auf den Verlauf der Depression (einmalig, wiederkehrend oder anhaltend), auf Schweregrade (leicht, mittel oder schwer) und auf das Vorliegen zusätzlicher Unterscheidungskriterien (psychotische oder somatische Symptome). Von einer depressiven Episode spricht man, wenn Symptome über mindestens zwei Wochen jeden Tag die meiste Zeit über vorliegen. Von rezidivierenden, also wiederkehrenden Verläufen spricht man, wenn sich solche Episoden wiederholen und zwischen ihnen ein gesunder Zeitraum von mindestens sechs Monaten liegt. Wenn kein »gesunder Zeitraum« auszumachen ist, dann handelt es sich um eine anhaltende Störung.

Die Schweregrade einer depressiven Episode werden anhand des Vorliegens einer Anzahl von Symptomen bestimmt, wobei gilt: je mehr Symptome, desto schwerer die Depression.

Man unterscheidet die drei Hauptsymptome der Depression – depressive Stimmung, Interessen- und Freudlosigkeit sowie Antriebsstörung – und eine Reihe von zusätzlichen Symptomen wie: Verlust von Selbstvertrauen, Selbstvorwürfe, Schuldgefühle, Gedanken an den Tod, Suizidalität, Konzentrationsstörungen und Entscheidungsunfähigkeit. Für die Betroffenen besonders beunruhigend sind die Konzentrationsstörungen, die Verlangsamung im Denken und die Schwierigkeiten, sich zu erinnern. Zu den körperlichen Symptomen zählen Schlafstörungen, vor allem frühmorgendliches Erwachen zwei Stunden oder noch früher als üblich, deutlicher Appetitverlust und Gewichtsveränderungen sowie deutlicher Libidoverlust.

Da keines der Symptome nur bei depressiven Störungen vorkommt und Patienten ein unterschiedlich zusammengesetztes Muster von Symptomen in unterschiedlicher Ausprägung haben können, ist das Diagnostizieren von Depressionen schwierig und braucht Kenntnis und Sorgfalt. Das Erkennen der Depression an sich ist dabei wichtiger als die Zuordnung zu einem bestimmten Typus, da aus der Unterscheidung nicht unbedingt unterschiedliche Behandlungen und Prognosen abzuleiten sind. Ergiebiger ist der Blick auf die potenziellen Auslöser einer Depression.

Wann treten bei wem Depressionen auf?

Die Ursachen einer Depression sind so vielschichtig wie die Menschen, die sie entwickeln. Man kann jedoch Muster ausfindig machen, die eine Depression eher fördern; klare Verursachungen sind jedoch meist nicht zuzuschreiben.

Kritische Lebensereignisse ▸ Depressionen gehen häufig mit bestimmten Lebensereignissen oder einer Häufung von Lebensereignissen einher, das heißt, sie können als Stoppsignal verstanden werden, als Innehalten vor einem überwältigenden Schritt im Leben. Es sind im Wesentlichen Lebensereignisse, die man in drei Kategorien einordnen kann: Verlust, Ausweglosigkeit, Misserfolg.

Verlust kann sich auf den vorgestellten oder drohenden Verlust einer geliebten Person, aber auch eines Projektes, einer Idee oder einer Lebensaufgabe beziehen. Ausweglos können Situationen sein wie eine unheilbare Krankheit, chronische Partnerschaftskonflikte, Einsamkeit, Mobbing im Beruf, Arbeitslosigkeit. Misserfolge beruhen häufig auf Verletzungen durch andere, zum Beispiel Untreue in der Partnerschaft.

Alter ▸ Traten Depressionen früher verstärkt in der Lebensmitte auf, so sind sie heute besonders häufig im jungen Erwachsenenalter. War früher der Lebensrückblick mit dem Risiko einer Depression verbunden, so scheint es heute verstärkt die Aussicht auf eine ungewisse Zukunft zu sein. Die meisten Menschen erkranken zwischen dem 18. und 29. Lebensjahr zum ersten Mal an einer Depression.

Kultur ▸ Die Zahl der an Depression erkrankten Menschen variiert in den verschiedenen Ländern und Kulturen. Die Gründe für die kulturabhängigen Zahlen sind vielschichtig. Sie beziehen sich sowohl auf kulturell geprägte Normen, Werte und Regeln menschlichen Zusammenlebens als auch auf politische Hintergründe wie die Verteilung von Ressourcen und das Erleben kollektiver Traumata.

Geschlecht ▸ Frauen weisen für Depressionen ein doppelt so hohes Erkrankungsrisiko wie Männer auf. Diese Unterschiede beginnen in der Pubertät und bestehen bis zum mittleren Erwachsenenalter. Im Alter gleichen sich die Zahlen für Männer und Frauen an.

Viele glauben, dass es vor allem die verschiedenen Rollen einer Frau sind, die sie ermüden, erschöpfen und deprimieren. Depressionen treten jedoch bei berufstätigen Frauen weniger häufig auf als bei Hausfrauen. In Deutschland arbeiten nur 60 %

der Frauen, was im internationalen Vergleich recht wenig ist. Da die Möglichkeiten zur Kinderbetreuung völlig unzureichend sind, müssen Frauen mit kleinen Kindern oft zu Hause bleiben. Viele fühlen sich sozial isoliert und sehen keine Alternative, Kontrollverlust aber ist besonders häufig mit Hilflosigkeit und Depression verbunden.

Weitere, bei Frauen häufiger vorkommende Risikofaktoren sind Traumata in der Kindheit, daraus resultierend Angst oder Depression als Kind oder Jugendliche und ein ungünstiger Umgang mit Lebensereignissen. Als ungünstiges Bewältigen gilt zum Beispiel Grübeln anstelle von Handeln oder Sichablenken. Frauen sind stärker in der Gefahr, »Grübelschleifen« aufzubauen, Situationen im Kopf immer wieder durchzuspielen und dabei alle möglichen Bedeutungen abzuwägen.

Die unterschiedlichen Häufigkeiten von Depressionen bei Frauen und Männern werden vor allem auf die sozialen Ungleichheiten zwischen den Geschlechtern zurückgeführt. Interessanterweise beginnen nämlich die Häufigkeiten in der Pubertät auseinanderzudriften, dann, wenn sich beide Geschlechter in ihre sozialen Rollen hineinentwickeln. Genetische oder biologische Faktoren haben hingegen für Depression bei Frauen wenig bis keinen Erklärungswert.

Armut ▸ Es besteht ein Zusammenhang zwischen Arbeitslosigkeit, ungünstigen sozialen Lebensbedingungen und Depression. Arbeitslosigkeit und finanzielle Sorgen können zu Depressionen führen oder eine bestehende Depression verstärken. Finanzielle Belastungen oder Arbeitslosigkeit wirken sich nicht nur negativ auf die psychische Gesundheit der Partner, sondern auch ungünstig auf deren Partnerschaft aus, was dann wiederum die Psyche belastet.

Andere Krankheiten ▸ Depressionen können auch im Rahmen von hormonellen und immunologischen Störungen oder unter bestimmten Medikamenten auftreten. Weiterhin treten Depressionen besonders häufig zusammen mit Angststörungen auf, aber auch im Zusammenhang mit körperlichen Erkrankungen, z. B. Krebs, Migräne, Herzinfarkt, Schlaganfall und Parkinson, sowie mit Substanzmissbrauch bzw. -abhängigkeit.

Häufigkeit und Verlauf

Depressionen zählen zu den häufigsten psychischen Störungen. In Deutschland sind gegenwärtig ca. 4 Millionen Menschen von Depression betroffen. Die Wahrscheinlichkeit, an einer Depression zu erkranken, ist bei einem Lebenszeitrisiko von 12 % für Männer und 26 % für Frauen als hoch einzustufen.

Die Häufigkeit von Depressionen nimmt zu, nach Schätzungen der Weltgesundheitsorganisation WHO sind Depressionen nach Herz-Kreislauf-Erkrankungen die zweithäufigste »Volkskrankheit« mit erheblichen Belastungen für den Betroffenen und sein Umfeld. Wird die globale Bedeutung von Krankheiten ermittelt, so steht in den entwickelten Ländern die Depression sogar an erster Stelle, weit vor anderen körperlichen oder psychiatrischen Krankheiten.

Depressionen haben volkswirtschaftliche Folgen. Arbeitsunfähigkeit, Arbeitsausfälle und Erwerbsunfähigkeit nehmen zu. Bei den Frühberentungen steht Depression mittlerweile an erster Stelle, jährlich werden ca. 15 000 Frühberentungen aus diesem Grund bewilligt (Richter 2006).

Die meisten depressiven Patienten erleben mehrere Episoden, wie wir aus einer Untersuchung von Keller (1994) wissen.

Im Verlauf von zehn Jahren hatte ein Viertel nur eine einzelne Episode, drei Viertel erlebten mehrere depressive Phasen, wobei über die Hälfte der Betroffenen ein Jahr und fast ein Viertel sogar fünf Jahre symptomfrei waren. Die meisten akuten Episoden waren nach sechs Monaten abgeklungen.

Je länger die Dauer einer Episode, umso unwahrscheinlicher ist allerdings ein vollständiges Abklingen. Annähernd 20 % der Depressionen verlaufen chronisch. Depressive Menschen, die gleichzeitig an einer organischen Krankheit leiden, haben ein höheres Risiko chronischer Verläufe. Auch kritische Lebensereignisse, viele Verluste, soziale Isolation und Ehekonflikte können eine Depression chronisch werden lassen.

Wissen sollte man auch, dass das Suizidrisiko bei Depression besonders hoch ist. In den zehn Jahren der oben genannten Studie unternahmen 14 % der depressiven Patienten Suizidversuche und 11 % verstarben durch Suizid. Man schätzt, dass ungefähr die Hälfte aller Suizide im Rahmen einer Depression vollzogen wird.

Diese Zahlen sind vielleicht nicht unbedingt dazu angetan, Hoffnung zu vermitteln, wird doch deutlich, dass eine Depression eine ernst zu nehmende Erkrankung ist. Dazu ist zu sagen, dass die statistischen Befunde keine Prognose im Einzelfall erlauben, sondern nur Wahrscheinlichkeiten abbilden. Ob Ihr Mann, Ihre Mutter oder Ihr Kind zu den Menschen gehört, die eine oder mehrere oder anhaltende Depressionen erleben werden, ist daraus nicht abzuleiten.

Was wir aber wissen, ist, dass die Hoffnung auf Heilung bei allen Erkrankungen die Gesundung fördert. Es ist wichtig, sich möglichst nicht von der negativen Stimmung des Angehörigen anstecken zu lassen, schließlich kann man nur etwas gegen eine bedrohlich wirkende Entwicklung unternehmen, wenn man die Risiken und die Behandlungsmöglichkeiten kennt und die Hoffnung behält.

Behandlung

In den Gesprächen mit Angehörigen fällt auf, dass viele zunächst ihren Familienmitgliedern eine Reihe von alternativen Behandlungen spezifischer Symptome anraten, das heißt, Vitamine und Nahrungsergänzungsmittel kaufen, Wellness-Gutscheine verschenken oder Bachblüten und Massagen empfehlen. Das liegt nahe, wenn vorwiegend körperliche Beschwerden geäußert werden wie etwa eine unbestimmte Schwere und Mattigkeit. Da hier in der Regel keine Nebenwirkungen zu befürchten sind, darf man das auch getrost als Erstes versuchen. Wenn aber keine Besserung in Sicht ist, sollte doch daran gedacht werden, einen Arzt oder eine Psychologin zu Rate zu ziehen.

Versteht man Depression als biopsychosoziales Geschehen, dann wird schnell klar, dass mehr Ebenen zu bedenken und in die Behandlung einzubeziehen sind. Im Vordergrund steht in der Praxis häufig eine pharmakologische Behandlung mit Antidepressiva sowie symptomspezifisch eingesetzten Psychopharmaka. Die besten Ergebnisse wurden bei Patienten erzielt, die in den ersten vier Wochen einer akuten Episode antidepressiv behandelt wurden (KELLER 1994). Jedoch erhalten in der Praxis die meisten Patienten eine Langzeitbehandlung mit Beruhigungsmitteln und Antidepressiva, obwohl Beruhigungsmittel, vor allem Benzodiazepine, für eine Langzeitbehandlung ungeeignet sind. Angesichts dessen ist es nicht verwunderlich, wenn die meisten Menschen einer pharmakologischen Behandlung bei Depression skeptisch gegenüberstehen. Man muss nach heutigem Wissensstand davon ausgehen, dass eine alleinige medikamentöse Behandlung über lange Zeit ein Kunstfehler ist.

Zu einer wirksamen Depressionsbehandlung gehört immer auch eine Psychotherapie.

Psychotherapie ist mehr als Gespräche beim Arzt, der die Medikamente verschreibt und schaut, dass sie gut vertragen werden. Zur Psychotherapie gehört eine Reihe von unterschiedlichen Verfahren, nicht jedes passt zu jedem. Kognitive Verhaltenstherapie, tiefenpsychologisch fundierte Psychotherapie und Psychoanalyse werden von den Krankenkassen übernommen und können als Kurzzeittherapie, also ca. über ein halbes Jahr hinweg, oder als Langzeittherapie erfolgen. Bei der Wahl der Behandlung ist die Beziehung zum Therapeuten oder zur Therapeutin das wichtigste Indiz für einen Erfolg der Therapie.

TIPP **Wenn Ihr Angehöriger sich in der Psychotherapie nicht gut aufgehoben fühlt und kein Vertrauen aufbauen kann, dann kann auch der bestausgebildete Therapeut wenig bewirken. Drängen Sie ihn dann nicht, auf jeden Fall weiterzumachen, helfen Sie ihm lieber, einen neuen Therapieplatz zu finden.**

Psychotherapie kann sowohl von Psychiatern, die einen medizinischen Hintergrund haben, als auch von Psychologen, die ein Studium der Psychologie absolviert haben, durchgeführt werden. Wenn man auf den Titel »Psychologischer Psychotherapeut« achtet, dann kann man sicher sein, dass die entsprechende Person nach dem ca. fünfjährigen Psychologiestudium noch einmal eine Fortbildung für Psychotherapie über drei bis fünf Jahre absolviert hat. Allerdings muss man häufig Wartezeiten in Kauf nehmen, bis man den ersten Termin erhält, und verschiedene Therapeuten aufsuchen, bis man sich sicher fühlt. Als Angehöriger können Sie Ihr Familienmitglied am besten unterstützen, wenn Sie im Hinterkopf behalten, wie viel Überwindung und Kraft diese Suche kostet. Eine Betroffene schreibt in ihrer Biografie: »Am nächsten Tag geht die Therapeutensuche weiter. Diese Fahrerei, dieses Sichanbieten kostet meine letzte Kraft. Ich wundere mich, dass ich nicht schon längst aufgegeben habe. Wenn ich nicht zu Hause so viel Rückendeckung und Unterstützung bekäme, könnte ich das alles überhaupt nicht durchstehen.« (Hesse 2002, S. 31)

Bei schweren depressiven Episoden mit somatischen oder psychotischen Symptomen kann anstelle der meistens ausreichenden ambulanten Behandlung durch einen Facharzt für Psychiatrie oder eine Psychologische Psychotherapeutin auch ein stationärer Aufenthalt in einer Psychiatrie notwendig werden. Hier können neben medikamentöser und psychotherapeutischer Behandlung die Elektrokrampftherapie (EKT) sowie Verfahren wie Lichttherapie, Wachtherapie und gezieltes Bewegungstraining zum Einsatz kommen.

In der letzten Zeit werden die Anwendung von Akupunktur bei leichten und mittelschweren depressiven Episoden und der Einsatz von Phytopharmaka (Johanniskrautpräparate) diskutiert. Bekannt ist auch, dass gezieltes Lauftraining einen antidepressiven Effekt hat.

Wenn Depressionen erkannt sind, dann gibt es eine Vielzahl von Möglichkeiten, sie gut zu behandeln und Rückfällen vorzubeugen. Jedoch gilt bei allen Angeboten, dass nicht alles bei jedem wirkt und man sich besser in gute Hände begibt, als lange vieles allein auszuprobieren.

Ein Betroffener schreibt: »Auch das rettete mich: schnelles Handeln; ein guter Arzt, der bereitstand mir zu helfen; die wirkliche Kenntnis meiner Muster; ein geregelter Rhythmus von Schlaf und Mahlzeiten; der sofortige Abbau sämtlicher Belastungen; Training, fürsorgliche Liebe.« (Solomon 2002, S. 87)

Es gilt bei psychischen Problemen noch mehr als bei körperlichen, dass Patient, Angehörige und Behandler eng zusammenarbeiten müssen. Man kann eine Depression nicht einfach zur Reparatur abgeben, sondern nur gemeinsam einen Weg finden, sie überflüssig zu machen.

Mit der Diagnose Depression wird das Thema auch Teil Ihres Lebens. Sie beginnen sich zu informieren und mit jedem neuen Hinweis wächst nicht nur Ihr Wissen, auch Sorgen und Beunruhigung nehmen zu. Mit jedem neuen Begriff, den Sie sich aneignen, stellen sich neue Fragen: Psychische Störungen, psychisch krank, Psychotherapie und Psychiatrie – was bedeuten sie wirklich? Für die meisten Menschen sind das Dinge, die bis zur Diagnose nichts mit ihrer Realität zu tun haben. Man weiß darum, aber es hat nichts mit einem selbst zu tun. Vielleicht spricht man noch hinter vorgehaltener Hand von anderen, sofern man von ihren Problemen weiß. Undenkbar, dass man in einem Café entspannt über die neuesten oder besonders erfolgversprechenden Behandlungen bei psychischen Problemen spricht, wie man es vielleicht bei anderen Krankheiten tut. Menschen reden ohne Scham über Knie- und Gelenkprobleme, Zuckerwerte und Erkältungsviren, selten jedoch über psychische Krisen und deren Behandlung. Wenn man bedenkt, dass psychisch Kranke noch bis vor ein paar Generationen zum Teil lebenslang in großen Anstalten außerhalb der Städte eingesperrt wurden und Selbstmörder nicht wie andere beerdigt werden durften, dann wundert es nicht, dass wir alle noch die Last der Vorurteile tragen (siehe dazu das Kapitel »Vorurteile hinterfragen«). Plötzlich sind all diese Assoziationen wach und schüren Fragen und Besorgnisse, was die Krankheit Depression und ihre Auswirkungen angeht.

Die meisten Angehörigen sorgen sich zunächst einmal um den Kranken selbst, wünschen sich nichts mehr, als dass er gut behandelt wird, damit es ihm bald wieder besser geht. Wie bei anderen Krankheiten leiden sie förmlich mit, die dunkle Stimmung und Schwere geht auch an ihnen nicht vorüber. Schlaflose Nächte entstehen durch die Schlaflosigkeit des Partners oder Kindes, aber auch durch die eigenen Sorgen. Wie geht es weiter? Was kann passieren? Was kann ich unternehmen oder muss ich vielleicht sogar unternehmen? Wie lange wird die Situation anhalten? Ist sie behandelbar? Wird sie wiederkommen?

Sie müssen förmlich Platz machen für die Depression in ihrem Alltag und in ihrem Leben und sie fragen sich, ob das vorübergehend der Fall ist oder auf Dauer. Beim ersten Auftreten einer Depression sind mögliche Auswirkungen kaum einzuschätzen. Angehörige hoffen, dass die Behandlung den vertrauten Menschen zurückbringt. Sie sind bereit, alles zu tun, damit es dem anderen gut bzw. besser geht. Sie umsorgen ihn, belauschen seinen Schlaf, versuchen eine Atmosphäre zu schaffen, die ihn nicht zusätzlich stört: Sie stellen das Radio leise, ermahnen die Kinder, nehmen ihm alles ab, und hoffen, hoffen, hoffen. Fragen, ob er die Medikamente nimmt, helfen ihm, dass er zur Behandlung geht. Vielleicht fahren sie ihn sogar dorthin.

Wenn ein Klinikaufenthalt notwendig wird, erleben viele dies zunächst als Entlastung, können zum ersten Mal nach Wochen selbst wieder durchschlafen und tanken Energie. Gleichzeitig kommen immer wieder Zweifel, wenn Sie in die Klinik fahren: War es die richtige Entscheidung, muss es wirklich eine stationäre Behandlung sein, fühlt sich der Kranke nicht abgeschoben, und schließlich: Wird es besser werden?

Vielleicht fühlen Sie sich auch leer, wie ausgebrannt, und merken so zum ersten Mal, wie groß die Verantwortung und Anspannung war, die auf Ihnen lastete, und wie erleichternd es ist, wenn jemand anderes diese Verantwortung übernimmt. Jetzt muss die Klinik aufpassen, dass dem Kranken nichts passiert, und ihm helfen.

Am Anfang stehen die Sehnsucht nach Anzeichen von Besserung und die Sorge, dass sie sich nicht einstellt. Es wird dann im Verlauf oft sehr schmerzhaft klar, dass viele Depressionen nicht mit ein paar Medikamenten, Geduld und Ruhe zu beheben sind. Die Behandlung wird länger dauern, selbst eine Kurzzeitbehandlung braucht ca. ein halbes Jahr, das heißt, Sie müssen sich auf eine längere Zeit einstellen, bis Veränderungen spürbar sind. Selbst die meisten Medikamente wirken erst nach ca. zwei bis drei Wochen. Wenn Sie sich Sorgen darüber machen, dass sich nichts verändert, dann erinnern Sie sich daran, dass eine Depressionsbehandlung Zeit braucht. Diese Zeit sollten auch Sie sich geben.

Verlieren Sie nicht die Hoffnung, wenn sich trotz Behandlung in Ihrem Alltag zunächst nichts verändert. Die Überwindung einer Depression ist ein langer Prozess und braucht Ausdauer und Geduld.

Machen Sie sich klar, was die zentralen Symptome der Depression sind, also die depressive Stimmung, der Antriebsmangel, die Freud- und Interesselosigkeit. Akzeptieren Sie diese als Teil der Depression, nicht als Teil Ihres Partners, Freundes, Kindes oder Elternteils.

Auch dem Betroffenen ist es fremd, so teilnahmslos, freudlos und ohne Energie zu sein. Halten Sie sich vor Augen, dass er im Moment nicht anders kann und dass es mit zunehmender Behandlung wieder anders werden wird. Versuchen Sie, Zuversicht zu gewinnen, sorgen Sie sich nicht um die Behandlung. Sie können die Depression nicht kurieren, das ist nicht Ihre Aufgabe und wird auch der depressive Angehörige in Ihrer Familie nicht von Ihnen erwarten. Sie sind die Ehefrau, der Ehemann, die Schwester, der Bruder, die Mutter des Kranken, nicht sein Arzt oder Psychologe.

TIPP **Versuchen Sie, sich Ihre Ängste und Sorgen klarzumachen. Vielleicht hilft es auch, sie zu Papier zu bringen. Vor allem, wenn Sie nachts nicht schlafen können, kann es hilfreich sein, die eigenen Sorgenkreise zu durchbrechen, indem Sie sie aufschreiben und sich sagen: Darum kümmere ich mich morgen, keine einzige Sorge wird vergessen werden.**

So können Sie sich zunächst beruhigen und schlafen, Sie brauchen Ihre Energie. Machen Sie eine Liste der zentralen Themen. Was bewegt und bedrückt Sie? Sorgen sind wie Spinnfäden, sie umwickeln einen, bis man sich nicht mehr bewegen kann, wie gefangen und gelähmt ist. Behalten Sie den Überblick und suchen Sie konstruktive Wege, statt sich immer neue Szenarien auszumalen.

Die häufigsten Sorgenthemen umfassen neben der Dauer und dem Verlauf der Erkrankung konkrete Fragen des Zusammenlebens und der Zukunft. Soll ich dem Kranken etwas zu Essen machen oder anbieten, obwohl er keinen Appetit hat? Soll ich zu ihm gehen, wenn er dasitzt und vor sich hinstarrt? Soll ich versuchen, mit ihm ein Gespräch zu führen, auch wenn er einsilbig ist? Soll ich versuchen, ihn aufzuheitern?

Da die Stimmungen sehr wandelbar sind, erleben viele auch immer wieder hoffnungsfroh stimmende Anzeichen, die dann doch nicht zu dem ersehnten Durchbruch führen. Eine Angehörige berichtete, dass ihr Mann sie manchmal mit Kaffee von der Spätschicht zurückerwartete, was sie jedes Mal sehr rührte und freute. Dann gab es wieder Tage, an denen er reglos auf der Couch saß und sie nicht wusste, wie sie reagieren sollte. Diese Unberechenbarkeit ist besonders beängstigend. Man weiß nicht, was in dem anderen vor sich geht und kann seine Stimmung und sein Verhalten nicht mehr vorhersagen. Er ist fremd geworden und das Fremde macht Angst.

Die Angst vor dem Suizid

Die größte Angst haben Angehörige davor, dass der Kranke sich das Leben nimmt. Das Thema ist im Hintergrund beständig da, alle Sinne sind darauf gerichtet, die kleinsten Anzeichen wahrzunehmen. Ängste vor einem Rückfall, Suizidversuch oder Suizid des Partners werden von Angehörigen in nahezu allen Phasen der Erkrankung beschrieben. Die Befürchtung, Alarmsignale zu übersehen, führt zu einer Art Daueraufmerksamkeit;

in der Folge sind die Angehörigen selbst ständig angespannt und besorgt. Nicht wenige stellen eine ständige »Rufbereitschaft« her. Sie rufen mehrfach zu Hause an oder stellen sicher, dass sie ihr Telefon immer dabei haben, für den Fall, der Erkrankte möchte sie erreichen. Gleichzeitig sind sie jedoch durch eigene Verpflichtungen am Arbeitsplatz oder anderswo gebunden und können nicht rund um die Uhr für den Kranken da sein.

TIPP Akzeptieren Sie, dass Sie den Kranken nicht wie ein Bodyguard vor sich selbst beschützen können. Es ist jedoch gut, wenn Sie Kontakt halten, sodass er weiß, dass er sich auch mit seinen Zweifeln am Sinn des Lebens an Sie wenden kann.

Haben Sie keine Angst davor, über seine Verzweiflung zu sprechen. Versuchen Sie, ihm ein Partner zu sein, versuchen Sie zu verstehen, was in ihm vor sich geht, und halten Sie sich beide immer wieder vor Augen, dass Suizidgedanken Teil der Depression sind, ein Symptom, das behandelbar ist. Nehmen Sie Äußerungen über den Verlust von Lebensmut immer ernst und als Anzeichen dafür, dass derjenige eine Behandlung braucht (mehr zum »Umgang mit Suizidgedanken« siehe das Kapitel »Akzeptieren, was ist«).

Was immer es ist, das Sie besorgt macht, halten Sie sich vor Augen, dass es vorübergehen wird. Sagen Sie sich, dass die Auswirkungen auf die eigene Person und die Kinder erst später sichtbar werden und zu Beginn einer Depression keine grundsätzlichen Entscheidungen über das familiäre Zusammenleben anstehen. Zunächst geht es um die Krankheit selbst und den Alltag mit der Krankheit.

Depressiv Erkrankte sind oft außerstande, familiäre Aufgaben in Haushalt und Kindererziehung wahrzunehmen. Sie ziehen sich zurück in einen Zustand der Passivität und überlassen es den gesunden Familienmitgliedern, ihren Anteil zu erledigen. Angehörige depressiver Menschen erleben den Kranken als schwach und wie ein weiteres Kind im Haushalt, das es zu umsorgen gilt.

Dieser Umstand wird zu Beginn meist toleriert, da er Krankheit und Arbeitsunfähigkeit im Allgemeinen begleitet und daher bekannt ist. Was die Situation jedoch erschwert, sind die Stimmungswechsel, der ungewisse Verlauf und die unklare Dauer der Depression. Diese spezifischen Charakteristika von Depressionen führen dazu, dass sowohl spontane Aktivitäten als auch längerfristige Planungen in der Familie nicht oder nur sehr schwer möglich sind. Aufgrund der Stimmungsschwankungen ist die jeweilige Stimmungslage des Kranken schwer einzuschätzen oder gar vorherzusagen. Sie werden daher immer wieder vor neue Tatsachen gestellt. Sie sind enttäuscht, wenn lange geplante Aktivitäten kurzfristig abgesagt werden müssen, und verblüfft, wenn der depressive Partner wider Erwarten eine leicht aufgehellte Stimmung oder weniger Lethargie zeigt. Viele versuchen, kurzfristig zu reagieren, je nachdem, wie sich die Situation dann darstellt. In der Konsequenz übernehmen sie allein die Initiative für die Organisation und Koordinierung von familiären Abläufen, da der depressive Partner darin kein zuverlässiger Partner mehr ist.

Die Veränderungen in der Familie können im Einzelfall sehr unterschiedlich sein, schließlich unterscheiden sich auch

Angehörige darin, wie sie diese unter Umständen neue Aufgabenverteilung bewerten.

BEISPIEL Ich erinnere mich an eine Familie, in der der Ehepartner alle Aufgaben übernommen hat, die vorher seine Frau erledigte. Da er selbst körperlich krank war, fielen ihm die zusätzlichen Wege, Besorgungen und Entscheidungen schwer. Das konnte schon beim Einkaufen beginnen, da er dies über Jahrzehnte seiner nun erkrankten Partnerin überlassen hatte. Er musste viele Dinge neu lernen und vermisste den Rat seiner Frau. Außerdem stammte er noch aus einer Generation, in der es klare Vorstellungen gab, was eine Frau tut und was ein Mann tut. Er musste sich nun um Dinge kümmern, um die sich in seinem Verständnis eigentlich eine Frau kümmert. Für ihn wurde der ganze Alltag quasi auf den Kopf gestellt und es fiel ihm sehr schwer, sich mit dieser neuen Situation zu arrangieren. ■

Wie flexibel eine Familie auf diese Herausforderung reagiert, hängt immer auch davon ab, wie ihr Umgang mit den häuslichen Aufgaben in der Zeit vor der Erkrankung organisiert war. Wer über etwas Organisationstalent verfügt, ist hier sicher im Vorteil, wichtig ist aber auch, im Kopf zu behalten, dass Organisation und Erledigung der Aufgaben nicht identisch sind und auch nicht automatisch von Ihnen allein übernommen werden müssen.

TIPP **Versuchen Sie, die Aufgaben zu verteilen: Wer kann außer Ihnen den Anteil des Erkrankten vorübergehend übernehmen? Was können Sie dem Erkrankten noch unbesorgt überlassen?**

Übernimmt ein Angehöriger die Aufgaben des Kranken, entdeckt und entwickelt er zuweilen neue Fähigkeiten. Dies kann zum Beispiel der Fall sein, wenn eine Angehörige Autofahren lernt, um selbstständiger zu sein und ihren kranken Mann fahren zu können. Ohne die Depression ihres Mannes hätte sie diese Möglichkeit vielleicht nicht wahrgenommen. Die Depression des Partners befördert dann geradezu die Entwicklung und Emanzipation des anderen Partners.

Dies ist vor allem bei Frauen der Fall, wenn sie aufgrund der Depression ihrer Partner in die von Männern dominierten oder von ihnen besetzten Bereiche eindringen. Neben Autofahren zählen traditionell dazu Verhandlungen mit Behörden, Organisation und Planung von Umzügen oder die Koordinierung von Baumaßnahmen. All diesen Aufgaben ist gemeinsam, dass sie das selbstständige Finden und Vertreten von Entscheidungen beinhalten. Insofern erscheint die Depression des Partners als Bewährungsprobe, Herausforderungen anzunehmen. Werden sie gemeistert, führt dies zu neuem Selbstbewusstsein und folglich neuen Ansprüchen, Forderungen und Erwartungen an die Partnerschaft. Damit können langfristige Veränderungen und Entwicklungen des Paares angestoßen werden.

Auf der anderen Seite können die neuen Aufgaben nicht nur als Herausforderung, sondern auch als Überforderung erlebt werden. Dies ist insbesondere dann der Fall, wenn sie mit dem Rollenverständnis kollidieren, welches die Partner in ihrer Beziehung haben.

BEISPIEL Der oben erwähnte Ehepartner klagte gelegentlich, dass er alle Aufgaben übernehmen musste, die früher seine Ehefrau übernommen hatte. Die Organisation des Haushalts mit den vielen Einzelaufgaben wie Einkaufen, Kochen, Waschen und Putzen sowie die zusätzliche Koordinierung von eigenen Arztterminen und denen der Ehefrau waren ihm oft zu viel. Die Ehefrau ihrerseits hatte Schuldgefühle, weil sie »ihre Aufgaben«

ihrem Mann überlassen musste. Sie hoffte, ihn bald wieder entlasten zu können. ■

Die Depression greift nicht nur in die gewohnten Abläufe in der Familie ein, sondern auch in ihre ungeschriebenen Gesetze. Dies ist zunächst eine potenzielle Krisensituation, kann aber langfristig zum Offenlegen und Neuaushandeln dieser Gesetze führen. Erst im weiteren Verlauf werden die Auswirkungen auf die Beziehung deutlich, denen man sich dann stellen muss (siehe das Kapitel »Trauern«).

Die Auswirkungen auf die Kinder

Wenn ein Elternteil depressiv erkrankt, dann hat das auch einen Einfluss auf die Kinder. Wie stark dieser ist, hängt vor allem davon ab, wie sehr die Kinder über die Lage aufgeklärt sind. Wissen Kinder nicht, dass der Kranke sich zurückzieht, weil er krank ist, denken die meisten Kinder, sie seien daran schuld, und beginnen an sich zu zweifeln, zu grübeln und den Kranken ängstlich zu beobachten.

Oftmals sind Menschen in der Depression nicht in der Lage, auf Stimmungen anderer einzugehen, diese überhaupt wahrzunehmen, so wie sie auch ihre eigenen nicht mehr angemessen wahrnehmen können. Je kleiner das Kind ist, umso unverständlicher erscheinen ihm die Reaktionen oder ausbleibenden Reaktionen des kranken Elternteils. Man weiß heute, dass besonders, wenn die Mutter depressiv erkrankt ist und nicht auf die Stimmungen und Bedürfnisse des Kindes reagieren kann, das Kind in Gefahr ist, ein gestörtes Selbstbild zu entwickeln. Gerade für die Entwicklung von kleinen Kindern ist es wichtig, deren Emotionen zu spiegeln und auf sie zu reagieren. In der Depression ist dies nicht mehr möglich. Wenn eine solche Situation länger anhält und für das Kind unverständlich ist, dann können eigene depressive Entwicklungen entstehen – einfach aus der Tatsache heraus, dass das Kind die negativen Stimmungen und Unberechenbarkeiten des Kranken auf sich bezieht.

In Gesprächen mit Kindern eines depressiven Elternteils äußern viele im Rückblick massive Schuldgefühle, Befürchtungen, etwas falsch gemacht zu haben, was die depressive Stimmung des Elternteils bewirkt haben könnte. Ältere Kinder übernehmen oft sie überfordernde Aufgaben, wollen alles recht machen für den Kranken oder ihm gar alles abnehmen. Oder sie geraten in eine neue Rolle für den gesunden Elternteil und übernehmen quasi Funktionen des Kranken. Sie werden zum Vertrauten und wichtigsten Austauschpartner. All dies machen Kinder, ohne dass Sie ihnen diese Aufgaben zuweisen, denn eines sollte Ihnen klar sein:

Ihr Kind bekommt die schwierige familiäre Situation mit, egal wie sehr Sie versuchen, es abzuschirmen oder zu schützen. Deshalb sollten Sie mit Ihrem Kind sprechen, so wie es für sein Alter angemessen ist.

Erklären Sie ihm, dass der Vater oder die Mutter krank ist und dass das veränderte Verhalten zu der Krankheit gehört und behandelt werden kann. Überfordern Sie Ihr Kind nicht, sorgen Sie dafür, dass Ihr Kind die Möglichkeit zu unbeschwertem Kindsein hat und nicht in der depressiven Stimmung mit gefangen wird. Orientieren Sie sich an Dingen, die funktionieren, denken Sie daran, dass die Situation vorübergehen wird.

Wenn Sie das Gefühl haben, dass Ihr Kind Schaden nehmen könnte oder in seiner Entwicklung nicht genug unterstützt wird, dann suchen Sie nach einem Ausweg und Möglichkeiten für Ihr Kind. Heute gibt es eine Reihe von Angeboten für Kinder psychisch kranker Menschen, die es ihnen ermöglichen, eine neue Erfahrungswelt jenseits der Depression und ihrer Auswirkungen zu erleben (vgl. MATTEJAT u. LISOFSKY 2008).

Die meisten Mütter oder Väter versuchen, den kranken Partner auszugleichen, sich schützend vor die Kinder zu stellen. Ihre Möglichkeiten sind jedoch begrenzt, zumal das Kind seine eigene Beziehung zum Kranken hat sowie eigene Erwartungen, Befürchtungen und Hoffnungen. Wenn Sie Ihrem Kind dabei helfen, sich nicht für die Stimmung und Krankheit des kranken Elternteils verantwortlich zu fühlen, dann haben Sie bereits einen wichtigen Schritt gegen eine eigene depressive Entwicklung des Kindes getan.

Aus Gesprächen mit Kindern depressiver Menschen wissen wir, dass sie nicht nur besonderen Problemen für ihre persönliche Entwicklung ausgesetzt sind, sondern im Umgang mit der Krankheit in der Familie auch eine Menge lernen und für ihr Leben mitnehmen. Sie sind sensibler für Stimmungen anderer Menschen und haben insgesamt weniger Vorurteile, was psychische Krisen oder Krankheiten angeht. Die Situation birgt also – wie jede andere auch – Chancen und Risiken. Nehmen Sie diese bewusst wahr und entscheiden Sie danach, was Ihr Kind braucht, ob Sie es darin unterstützen können und wo Sie sich gegebenenfalls Hilfe holen müssen.

Ein häufig geäußertes Thema sind finanzielle Sorgen und Nöte, die im Verlauf der Krankheit Depression entstehen können. Das ist sicher noch nicht zu Beginn der Erkrankung der Fall, wenn man davon ausgeht, dass es sich bei der Depression wie bei jeder anderen Krankheit verhält und der Kranke nach der Behandlung wieder arbeiten kann. Erst wenn sich die Behandlung hinzieht, sehr lange dauert und möglicherweise die Rückkehr zum gewohnten Arbeitsplatz nicht möglich ist, dann stellen sich die Fragen nach der finanziellen Absicherung der Familie. Schwere Depressionen und chronische Verläufe können zu einem frühzeitigen Ausstieg aus dem Erwerbsleben führen.

Lange Zeiten von Arbeitsunfähigkeit oder Kuraufenthalten führen zu Einbußen im Familieneinkommen. Angesichts der instabilen Arbeitsmarktsituation erleben viele Angehörige diese Situation als bedrohlich. Sie sehen häufig einen Zusammenhang zwischen der Arbeitssituation des Erkrankten und der Entwicklung seiner Depression. In einigen Fällen wird dann versucht, durch einen Arbeitsplatzwechsel eine Veränderung der Situation zu bewirken und die Depression damit zu kurieren. Dies ist jedoch mit vielen Risiken und Ungewissheiten hinsichtlich der Dauer der Beschäftigung verbunden. Aufgrund ihrer häufigen oder lang andauernden Krankschreibungen und ihrer depressionstypischen Selbstzweifel fühlen sich depressive Menschen dem beruflichen Leistungsdruck häufig nicht mehr gewachsen. Die Partner der Patienten nehmen vor allem bei länger andauernden Krankheitsphasen die Depression ihres Angehörigen als Bedrohung ihrer gemeinsamen Existenz wahr. Sie befürchten einen sozialen Abstieg der gesamten Familie.

Die finanzielle Situation der Familien verändert sich nicht nur durch Arbeitsausfall und Einkommensverluste, sondern auch durch Mehrausgaben aufgrund der Depression und ihrer Behandlung. Als Aufwendungen werden ergänzende oder alternative Maßnahmen ergriffen: Anschaffungen, um eine gezielte, von der Krankenkasse nicht getragene Behandlung zu ermöglichen, z. B. eine Speziallampe zur Durchführung von Lichttherapie, homöopathische Mittel und Nahrungsergänzungsmittel oder zusätzliche Behandlungen. Patienten mit Depression nehmen häufig zusätzlich alternative Behandlungen wahr, die sie (und ihre Familien) dann selbst zahlen. Erkrankungsbedingte Ausgaben werden jedoch häufig heruntergespielt bzw. durch den hypothetischen Vergleich mit anderen, körperlichen Krankheiten als notwendige Unterstützung des Partners normalisiert.

Auch diese finanziellen Sorgen haben also einen realistischen Kern, sind jedoch zu Beginn der Krankheit und ihrer Behandlung verfrüht. Die meisten Depressionen können sehr gut behandelt werden und nach einer Zeit wird der Kranke wieder wie gewohnt einer Arbeit nachgehen können. Wenn Sie sich Sorgen über die finanzielle Situation und Zukunft machen, dann haben Sie zunächst Geduld und Hoffnung, dass diese Phase vorübergehen wird. Ansonsten werden – gerade bei stationären Aufenthalten – Sozialarbeiter beratend zur Seite stehen und einen Ausweg mit Ihnen und dem Kranken suchen. Sie werden die notwendigen Informationen und Hilfen dann zu Ihrer Verfügung haben, wenn Sie diese brauchen. Vertrauen Sie also zunächst auf eine gute Behandlung, die viele dieser Sorgen überflüssig machen wird.

Die Stimmungslage des depressiv Erkrankten wirkt sich unter Umständen auf alle Familienmitglieder aus. Sie erleben das Familienleben dann als bedrückt und schwierig und wie überschattet von Pessimismus und Leiden. Dies ist besonders dann der Fall, wenn die Familie eine Art stimmungskongruentes Verhalten herstellt. Das Radio wird leiser gestellt, lautes Lachen oder Herumtollen mit Kindern vermieden. Es ist gleichsam eine Situation eingetreten, als gäbe es einen Todesfall in der Familie. Die einzelnen Familienmitglieder bewegen sich vorsichtig, als fürchteten sie etwas zu zerbrechen.

Das beständige Kreisen des depressiv Kranken um Probleme erleben viele Angehörige als energieraubend. Oftmals beginnt der Tag für sie damit, dass der depressiv Erkrankte über seine Schlaflosigkeit, Betrübtheit und Aussichtslosigkeit klagt. Der vor ihm liegende Tag wird als Hindernis wahrgenommen, welches es mit immenser Kraft zu nehmen gilt. Davor verzagen viele und erwarten von ihren gesunden Angehörigen Ermunterung, Beistand und Hilfe. Diese sind vor allem zu Beginn einer depressiven Krise bereit, Unterstützung zu geben. Ihre Bereitschaft wandelt sich jedoch im Laufe der Zeit, wenn ihr Bemühen nicht zu den gewünschten Ergebnissen führt. Dann geben die Angehörigen auf und ziehen sich ihrerseits zurück. Sie resignieren erschöpft angesichts der teilweise überwältigenden depressiven Klagsamkeit. In anderen Fällen verändert sich ihr anfängliches Mitgefühl in Wut über den hilflosen, abhängigen depressiven Partner und über ihr eigenes Unvermögen, aus dieser Situation herauszufinden. Diese Spirale von Hoffnung, Zuversicht, Unterstützung auf der einen Seite und Enttäuschung und Resignation auf der anderen Seite ist ein kräftezehrendes Wechselbad, das die meisten Angehörigen früher oder später erleben. Sie sorgen sich dann um ihre eigene Gesundheit, ihr Wohlbefinden und beginnen, an ihren eigenen Reaktionen zu zweifeln.

Die Sorgen, Ängste und Unsicherheiten werden als Zustand der Anspannung von den betroffenen Angehörigen beschrieben. Innere Anspannung ist ein diffuser, undifferenzierter und unangenehmer Gefühlszustand, der auch als Signal und Ausdruck von Stress verstanden werden kann. Das Auftreten von Stress verlangt etwas Aufmerksamkeit und letztlich eine Lösung. Für Angehörige liegt die »Lösung« zunächst in der Genesung des Kranken und damit weitgehend außerhalb ihrer Kontrollmöglichkeiten. Erst im weiteren Verlauf der Krankheit werden andere Lösungen erwogen, die für die Partner depressiv Erkrankter bis zur Trennung reichen können. Sorgen kreisen demnach auch um die gemeinsame Zukunft, die Gestaltung der Partnerschaft und um die eigene Gesundheit. Wir wissen aus Untersuchungen, dass die Angehörigen depressiver Menschen, vor allem die Partner, selbst stärker zu Krankheiten neigen, häufiger zum Arzt gehen und langfristig ein erhöhtes Risiko haben, selbst depressiv zu werden.

Die Sorgen um die eigene Gesundheit sind demnach nicht unbegründet. Beugen Sie also vor (siehe das vorletzte Kapitel) und achten Sie auf sich – etwas, das Angehörige oft erst nach langer Zeit und manchmal nur mit Unterstützung lernen. Zu sehr sind sie auf die Situation des anderen, des Kranken, fokussiert und erleben sich als den gesunden Teil der Familie, der das gesamte Familienleben aufrechterhalten muss. Eine Angehörige berichtete, dass es eine ihrer größten Sorgen sei, selbst krank zu werden und dann auch zu Hause sein zu müssen. Die eigene

Berufstätigkeit wird in diesen Fällen als Ressource erlebt, da sie andere soziale Kontakte, positive Rückmeldungen, Kompetenzerleben und letztlich eine Zeit ohne das Umfeld familiärer Probleme bedeutet. Oftmals jedoch empfinden Angehörige die beruflichen Verpflichtungen als zusätzlichen Druck, der aufgrund der angespannten Situation in der Familie und der Sorgen um den kranken Partner schwerer zu bewältigen ist.

TIPP **Nehmen Sie Ihre eigenen Sorgen ernst, aber lassen Sie sich von ihnen nicht schwächen. Sie sind wie Wegweiser, dorthin müssen Sie schauen oder gehen, aber eben nur Schritt für Schritt. Die Krankheit ist nicht Ihre Krankheit, auch wenn sie Teil Ihres Lebens ist. Akzeptieren Sie die neue Situation und geben Sie sich vor allem Zeit.**

Viele Sorgenthemen brauchen eine unverstellten Blick und zupackende Hände, zum Beispiel wenn es um finanzielle Sorgen geht oder Fragen, die das Zusammenleben und die Auswirkungen auf Kinder angehen. Sie brauchen Mut und Kraft, sich diesen Themen zu stellen. Das müssen Sie nicht alles auf einmal tun, beschäftigen Sie sich damit Stück für Stück und nähern Sie sich einer Lösung an.

Die Depression verändert das familiäre und partnerschaftliche Zusammenleben einschneidend. Manchmal geben Angehörige an, dass sie das Zusammenleben gar nicht mehr als solches empfinden und den partnerschaftlichen Austausch vermissen. Der Kranke kann in der Depression kein Partner sein, zu sehr ist er mit sich, seinem Befinden, seinen Ängsten, seinem Grübeln, seinen Gedanken beschäftigt. Das wird spürbar für alle Familienmitglieder. Gesprächige und aufgeschlossene Partner sind in der Depression einsilbig, zurückgezogen und passiv. Ihr Interesse an gemeinsamen Unternehmungen geht zurück. Vorschläge werden abgelehnt.

Einige bleiben teilnahmslos vor dem Fernseher sitzen oder ziehen sich tagsüber ins Bett zurück. Ihr Anteil an Hausarbeit bleibt liegen oder wird wortlos dem gesunden Partner überlassen. Der Rückzug kann von Angst vor sozialen Begegnungen, Menschenmengen oder schon einem Einkauf begleitet sein. Gespräche sind nicht mehr wie früher möglich, ein starres Schwarz-Weiß-Denken herrscht vor und lässt jede Gegenrede verstummen. Angehörige möchten den Kranken ohnehin nicht zusätzlich belasten oder reizen, sparen bestimmte Themen aus und teilen sich selbst kaum noch mit. Da unklar ist, worauf der Kranke reagiert, überlegen sie sich zunehmend jedes Wort und bemerken, wie die Situation sie mehr und mehr belastet.

Plötzlich fühlen Sie sich mit allem allein und sind zunächst einmal auch für alles allein verantwortlich. Wenn der Kranke im Bett liegen bleibt, unrasiert, ungewaschen, sich einschließt, nicht ansprechbar ist, dann klinkt er sich quasi aus dem Leben um ihn herum aus, ist einfach nicht da. Kinder fordern aber weiter Ihre Aufmerksamkeit, Haustiere müssen versorgt werden. Wenn Sie essen wollen, müssen Sie einkaufen. Der Müll muss heruntergebracht werden, das Bad geputzt, mal gesaugt oder gefegt werden. In der Küche stapelt sich das Geschirr. Sie sehen alle Aufgaben und der Kranke sieht nichts mehr. Das ist zu Beginn noch gut abzufedern, da Sie einfach von einer Krankheit ausgehen, die besondere Rücksichtnahme braucht. Er kann nicht anders, also packen Sie doppelt zu, erledigen seine Aufgaben mit. Das geht kurzfristig, dann merken Sie, dass es zu viel wird. Ihre Gedanken wandern beständig in das meist abgedunkelte Zimmer und Sie fragen sich, ob er sich ausruht auf seiner Depression, warum er Ihnen nicht hilft.

Die meisten Angehörigen funktionieren zunächst weiter, als wäre nichts geschehen, versuchen die Situation, so gut es geht, zu meistern, oftmals jedoch vollkommen allein. Aus Sorge, dass es niemand verstehen wird und manchmal auch aus Scham, wird eine Weile versucht, alles selbst zu schaffen. Das geht gut, bis diese Überforderung ihren Preis verlangt: schlaflose Nächte, Rückenschmerzen, Nackenverspannungen, Kopfschmerzen, Gereiztheit, Müdigkeit. Langsam wird Ihnen bewusst, dass Sie so nicht weiterkommen.

BEISPIEL Ein Angehöriger berichtet: »Ich muss langsam auch aufpassen, dass ich nicht in die Klapse komme. Ich merk schon, dass ich da manche Tage ein bissel k.o. bin, aber im großen Ganzen halt ich's aus. Natürlich, man muss sich schon überlegen, wenn man immer auf der Überholspur fährt, dass es riskant ist. Aber momentan ist es leider Gottes so, bin ich nur der eine, der jetzt momentan den Kopf oben hat, und muss versuchen, eben alles in den Griff zu kriegen.«

Nehmen Sie das nicht als normale Stressreaktion auf eine besonders belastende Situation in Kauf, sondern als Warnsignal, etwas zu verändern, sich Hilfe zu holen. Weihen Sie andere in Ihre Lage ein, nur so geben Sie ihnen die Chance, für Sie da zu sein.

Der Kranke fordert Sie

Dass die gesamte Hausarbeit auf einer Person ruht, ist in einigen Familien nach wie vor Normalität; was die Situation mit einem depressiven Familienmitglied verschärft, sind die zusätzlichen Belastungen und Anforderungen, die der Kranke stellt. Der Kranke zieht sich entweder vollkommen zurück oder fordert ständiges Umsorgen, was bei den anderen Familienangehörigen große Fürsorglichkeit auslösen kann. Kaum haben sie etwas erledigt, schauen sie wieder nach ihm, ob er etwas braucht, mit ihnen einen Spaziergang machen möchte, etwas essen will usw. Eine Angehörige meinte, sie käme kaum zum Luftholen, geschweige denn zu eigenen Ansprüchen oder Bedürfnissen, beständig stecke sie zurück, funktionierte nur noch wie ein Roboter. Wenn Sie diese Situation kennen, dann ist es höchste Zeit, etwas zu unternehmen, sich selbst wichtiger und ernster zu nehmen, mehr auf sich zu achten (siehe das Kapitel »Auf sich achten«).

Überforderung kann aus spezifischen depressiven Symptomen entstehen: dem beständigen Rückversichern des Kranken, Nachfragen, Grübeln. Oftmals beziehen depressive Menschen jede Äußerung auf sich in negativer Weise, das heißt, sie fühlen sich beständig kritisiert und reagieren entsprechend mit Rückzug, Wut oder dem Wunsch nach beständigen Aussprachen. Diese »Anhänglichkeit« wird von vielen Angehörigen mit der eines Kindes verglichen. Sie haben das Gefühl, für ein weiteres Kind im Haus sorgen zu müssen, seine jeweiligen Stimmungen zu erspüren, darauf einzugehen, nichts auf sich zu beziehen, ganz für den anderen da zu sein. Gleichzeitig wissen sie nicht so recht, wie sie auf den Kranken eingehen sollen. Ein Angehöriger fasst zusammen: »Was tust du? Bist du hart oder streng, bist du weich oder gütig, verzeihst du alles, schluckst du alles runter, lässt du alles an dir abprallen, verarbeitest es, nimmst es nicht als persönlichen Angriff – das ist eben die Schwierigkeit.« Diese Situation ist kraftraubend, weil sie praktisch ein Fass ohne Boden ist. Hier können Sie nur selbst eingreifen und sich Ihrer Rolle in Bezug auf den Kranken vergewissern.

TIPP **Wenn der Kranke Ihr Partner oder Ihre Partnerin ist, dann behandeln Sie ihn so und geben Sie Ihre Ansprüche und Erwartungen nicht sofort auf.**

Das hört sich leichter an, als es ist, denn in Partnerschaften ist es durchaus normal und ein Zeichen von Zuneigung und Liebe, den Partner, wenn er krank ist, zu umsorgen. Nicht ohne Grund schließt ein Eheversprechen eben auch dieses Versprechen ein: für den anderen da zu sein, besonders dann, wenn es ihm schlecht geht. Die Depression fördert all diese teils ausgesprochenen, teils unausgesprochenen Erwartungen zutage und stürzt die Angehörigen in Selbstzweifel und Schuldgefühle (siehe das Kapitel »Akzeptieren, was ist«): Müssen Sie nicht zurückstecken und für den anderen da sein, ihm alles abnehmen und alles aushalten, bis es wieder besser ist?

Diese Bereitschaft, sich zurückzunehmen und für den anderen und die Familie zu funktionieren, hält so lange an, bis Zweifel an der erhofften Besserung eintreten oder das Verhalten des Kranken als egoistisch betrachtet wird und enttäuscht. Eine Angehörige berichtete, dass ihrem Mann von seiner Ärztin geraten wurde, sich immer mal wieder etwas Gutes zu tun. Sie machte das wütend: »Er tut sich etwas Gutes, während ich nicht weiß, wo mir der Kopf steht!« Dass auch der Kranke Verantwortung hat für Kinder, Arbeit, Einkommen, Haushalt, kurz: sein Leben und wie er es gestalten und finanzieren kann, wird im weiteren Verlauf der Erkrankung immer wieder schmerzhaft zum Thema (siehe das Kapitel »Grenzen setzen«). Zu Beginn überwiegt die Bereitschaft, alles allein zu schaffen. Erst, wenn es nicht so schnell besser wird wie erwartet und die Grenze der eigenen Belastbarkeit erreicht ist, schauen viele genauer hin, was sie zu leisten vermögen und was sie nicht leisten können.

Verantwortung für andere Familienmitglieder

Sind in der Familie Kinder, dann stellen sich Fragen nach der eigenen Belastbarkeit zunächst gar nicht, weil die Realität einfach nach Reaktionen verlangt. Kinder kann man schwer auf später vertrösten, sie müssen versorgt werden.

Neben den ganz praktischen Anforderungen ist es vor allem die emotionale Situation, die Stimmung in der Familie, die vielen Angehörigen Sorgen bereitet. Sie versuchen, Kinder vor den Stimmungen oder überzogenen Forderungen des Kranken zu beschützen, können aber nicht immer bei ihnen sein. Sie schauen genau hin, ob Kinder ihrerseits bereits erste Anzeichen einer depressiven Entwicklung zeigen, zum Beispiel besonderen Perfektionismus und Ehrgeiz.

Das ständige Achtgeben ist besonders anstrengend und führt über kurz oder lang zum Gefühl des Ausgebranntseins und der Leere. Man funktioniert noch, aber empfindet nichts mehr außer einer großen Last. Man weiß nicht, ob man sich von ihr befreien kann oder darf und wie man dies tun könnte. Eine Partnerin meinte: »Wenn jetzt einer käme, der mich hier rausholt, wäre ich weg.« Ein Ehemann versuchte, sich in Arbeit zu stürzen, nahm dankbar jede Möglichkeit einer Dienstreise an und versuchte, möglichst spät von der Arbeit nach Hause zu kommen. Manche Angehörige trauen sich nicht mehr nach Hause. Im Gespräch überlegen sie sich jedes Wort, aus Sorge, den Kranken zu verletzen oder zu reizen. Nachts grübeln sie, ob sie an der Depression einen Anteil haben, sie mit verursacht haben. Und sie fragen sich, wie lange sie selbst die Situation noch aushalten und ob sie ein Recht auf ein eigenes Leben haben.

Angehörige, insbesondere Mütter, fühlen sich häufig nicht nur für den Kranken verantwortlich, sondern auch dafür, wie alle anderen Familienmitglieder mit der Situation umgehen. Sie berichten davon, dass sie es sind, die überhaupt noch ein Familienleben aufrechterhalten, sei es durch ein Einkommen, durch die alleinige Übernahme von Haushaltspflichten, durch die Organisation sozialer Kontakte.

Manchmal ist es allein die Anzahl der Verpflichtungen, die es schwer macht, Kontakte aufrechtzuerhalten. Auch sind Reaktionen anderer auf die Diagnose Depression zuweilen verletzend und wenig hilfreich, wenn Ihnen zum Beispiel zur Trennung geraten wird, weil lange Behandlungszeiten als Drückebergerei oder depressive Symptome als Faulheit und Charaktermangel verstanden werden. Dann liegt es nahe, sich nicht nur schützend vor die Kinder, sondern auch schützend vor den Kranken zu stellen, ihn vor etwaigen Angriffen anderer abzuschirmen.

In der Nachbarschaft wird ohnehin häufig ein ungetrübtes Bild präsentiert. Sie möchten niemanden belasten, wissen nicht, wie andere reagieren. Auch sind viele über die Situation beschämt, was auch daraus resultiert, dass die genaue Ursache der Depression unklar ist. Wie soll man also erklären, wie diese Situation entstanden ist, welche Gründe es gab? Ein Angehöriger erzählte verzweifelt, dass Depression ja manchmal mit Arbeitslosigkeit, Problemen in der Partnerschaft, zerrütteten Familienverhältnissen oder Ähnlichem in Verbindung gebracht wird, all dies aber auf seine kranke Frau nicht zutrifft. Das könnten jedoch andere annehmen und die Familie daher ablehnen.

Es scheint daher zunächst viel einfacher, Knieprobleme als Grund für lange Krankschreibungen anzugeben oder einen Herzfehler für die ständige Mattigkeit und Müdigkeit verantwortlich zu machen. Diese Halbwahrheiten müssen natürlich gut erinnert werden und so kostet das Versteckspiel auch Kraft. Die größten Kosten des Versteckspiels sind jedoch Isolation und Einsamkeit: Wenn niemand weiß, was bei Ihnen zu Hause passiert, kann Ihnen auch niemand helfen. Seien Sie sich also bewusst, dass jede Lüge, jedes Überspielen ein Schritt in die Einsamkeit ist, die Ihre Situation langfristig erschweren wird.

TIPP **Suchen Sie sich Eingeweihte, die für Sie da sind und auf die Sie sich verlassen können. Eine Depression ist eine Krankheit wie jede andere auch, sie ist kein Makel und kein Anzeichen von Schwäche, sie ist behandelbar.**

Wenn Sie Ihre Situation mit anderen teilen, werden Sie plötzlich sehen, wie viele ihrer Bekannten, Freunde, Nachbarn und Kollegen in vermeintlich wohlgeordneten Verhältnissen Erfahrung mit Krisen haben und dass Sie von dieser Erfahrung profitieren können, wenn Sie es brauchen. Respektieren Sie aber auch den Wunsch des Kranken, unerkannt zu bleiben, sprechen Sie nicht über ihn, sprechen Sie über sich und machen Sie sich Ihre Lage klar. Was brauchen Sie? Was fällt Ihnen schwer, was leicht? Wo brauchen Sie Hilfe? Was fordert Sie besonders? Was ist Ihnen zu viel? Was würden Sie besonders gern abgeben? Stellen Sie sich vor, über Nacht ist alles verschwunden, was Sie überfordert und bedrückt. Was wäre weg? Was wäre noch da? Was gibt Ihnen Kraft und wie können Sie mehr davon bekommen?

Locken, nicht drängen

Wenn sie sich bemühen, Kontakte aufrechtzuerhalten, tun Angehörige das meist nicht nur für sich selbst, sondern versuchen auch, ihr krankes Familienmitglied einzubeziehen. Sie fühlen sich verantwortlich dafür, das soziale Netz der Familie weiterzuknüpfen und zu erhalten, also schreiben sie die Weihnachts- oder Glückwunschkarten, telefonieren mit Freunden und Bekannten, versuchen, Geburtstage nicht zu vergessen, und besorgen die Geschenke.

Wenn eine Einladung ansteht, versuchen sie, ihrem depressiven Angehörigen einen »Schubs« zu geben, dass er mitkommt. Oftmals funktioniert das jedoch nicht und bereits getroffene Verabredungen müssen abgesagt werden, weil der Depressive nicht das Haus verlassen mag. Auch Besuche zu Hause werden zum Problem, wenn der Depressive selbst keinen Kontakt möchte. So führen die Stimmungsschwankungen Ihres Angehörigen immer wieder dazu, dass Vereinbarungen nicht eingehalten oder kurzfristig aufgekündigt werden. Manchmal kann über Jahre hinweg die Familie vereinsamen, keine Geburtstage mehr feiern, kaum Kontakte haben.

BEISPIEL Hannelore Holtz schreibt in ihrer Autobiografie: »Uns haben sie abgeschrieben. Im Laufe der Jahre haben sie gemerkt, dass wir nicht mehr mitspielen, ganz allmählich hat es angefangen, dass die Einladungen aufhörten. Wir haben zu oft abgesagt. Wenn sie immer wieder zu hören bekommen: ›Wir würden gern, aber Jan geht es nicht gut ... Ich möchte ihn nicht allein zu Hause lassen‹, sind sie es allmählich leid und streichen uns von ihrer Liste der Leute, die man mal wieder einladen sollte.« (Holtz 1994, S. 129) ■

Kommt der Depressive mit, ist er möglicherweise wenig unterhaltsam, wenig gesprächig, zurückhaltend und passiv. So oder so laufen Sie Gefahr, dass Sie frustriert sind, Ihre Bedürfnisse unerfüllt bleiben und die wiederkehrenden Aktivierungsversuche zu Konflikten führen.

Schließlich geben viele diese Versuche auf und konzentrieren sich ganz auf ihre eigene Lage. Sie entscheiden sich, mehr allein zu unternehmen, sich nicht abhängig zu machen von den

Stimmungen und Entscheidungen des Kranken, der seinen Angehörigen ohnehin meist am liebsten den ganzen Tag um sich haben möchte. Manchmal kann sich die Beziehung so verändern, dass das Zusammenleben nicht mehr als solches erlebt wird, weil man kaum noch etwas gemeinsam unternimmt. Doch müssen Unternehmungen allein nicht zwangsläufig zu einer Krise der Beziehung führen. Im Gegenteil, es kann klar werden, wie wichtig sie doch ist.

Entscheidend ist, dass Sie Ihr Handeln nicht ausschließlich an dem Kranken orientieren.

TIPP **Es gibt die Chance, durch Angebote von Aktivitäten die depressive Spirale des Rückzugs und der Symptomverstärkung zu durchbrechen. Versuchen Sie also, den Kranken so gut wie möglich einzubeziehen, wenn Sie etwas unternehmen wollen. Sagt er jedoch Nein, dann akzeptieren Sie das und drängen Sie ihn nicht. Beziehen Sie seine ablehnende Haltung nicht auf sich. Gehen Sie allein.**

Übernehmen Sie die Verantwortung für Ihre eigenen Wünsche und Bedürfnisse, statt zu hoffen, dass der Kranke sie Ihnen erfüllt. So wie er nicht verpflichtet ist, etwas mit Ihnen zu unternehmen, sind Sie nicht verpflichtet, bei ihm zu bleiben oder für sein soziales Leben zu sorgen. Sie haben ein Recht, sich mit Ihren Bekannten, Verwandten, Freunden, Kollegen zu treffen und eine Zeit ohne Depression zu erleben.

Viele Angehörige fühlen sich für die Überwindung der Depression mitverantwortlich, informieren sich und wollen wissen, was sie tun können (siehe das erste Kapitel). Manche suchen nach Beschäftigung, in der Hoffnung, ihren Angehörigen so aus dem Tief herauszuführen. Ein Ehemann kaufte seiner Frau Handarbeitsmaterial, ein anderer einen Hund. Vorschläge werden beständig gesucht und unterbreitet, oftmals jedoch ohne Erfolg. Eine Angehörige war sehr enttäuscht, dass ihr depressiver Partner nicht auf ihren Vorschlag einging, mehr Sport zu treiben. Erst als die Ärztin diesen Rat gab, befolgte er ihn, er brauchte quasi eine ärztliche Verordnung.

Die Suche nach einer geeigneten Behandlung oder wirksamen Selbsthilfestrategien kann zu einem Gefühl der Überforderung beitragen, wenn sie zu keiner Besserung führt und nicht anerkannt wird. Was Sie tun und versuchen, fruchtet nicht, Ihre Bemühungen laufen ins Leere und Sie fragen sich, warum Sie sich so anstrengen, vor allem wenn der Kranke selbst keine Kraft hat, Ihnen alles überlässt, nur um am Ende jeden Vorschlag abzulehnen. Es ist verständlich, dass Sie bald mit Ihrer Geduld am Ende sind, frustriert, enttäuscht und traurig. Oder wütend, reizbar und aggressiv.

Führen Sie sich vor Augen, dass eine Depression eine ernst zu nehmende, behandlungsbedürftige Krankheit ist, dass viele Reaktionen des Kranken Teil der Krankheit sind. Sie sind für die Gesundung Ihres Partners nicht verantwortlich, das ist er selbst. Sie können ihm helfen, ihn unterstützen, für ihn da sein, aber nicht in einem Maße, das zu Lasten Ihrer eigenen Gesundheit geht. Respektieren Sie Ihre eigenen Grenzen, was Sie tun können und was nicht. Die Behandlung gehört in die Hände von Fachleuten, nicht in Ihre.

Zum Respektieren der eigenen Grenzen (siehe das Kapitel »Grenzen setzen«) gehört auch, dass Sie sich klarmachen, was Sie momentan leisten. Denken Sie dabei nicht nur an die zusätzlichen Aufgaben, die sich aus der Übernahme von Aufgaben des Kranken ergeben haben. Welche Verpflichtungen bestimmen sonst noch Ihren Alltag? Wenn zum Beispiel eigene gesundheitliche Probleme behandelt werden müssen, lange Fahrzeiten und Wege in Kauf genommen werden, weil zum Beispiel Eltern oder Großeltern zu pflegen sind, dann ist die Grenze der eigenen Belastbarkeit bald erreicht. Die Depression überschattet nun alles, was ohnehin zu erledigen war, und stellt Sie vor neue, zusätzliche Anforderungen.

BEISPIEL Eine Familie berichtet: »Na, praktisch hatte sich für uns alles verändert. Er hat von heut auf morgen alles abgegeben ... Er hat die letzte Zeit nur noch im Sessel gesessen, seine Tabletten sortiert, bissel Fernsehen geguckt und uns auf Trab gehalten.« Die Tochter glaubt, dass die Mutter mit ihrer aufopferungsvollen Haltung falsch reagiert und dem Vater zu viel abnimmt. Die Nachbarschaft bemerkt die Belastungssituation und fragt nach, warum zum Beispiel die Mutter so schlecht aussieht. Diese Nachfragen werden als zusätzlich belastend wahrgenommen, sind sie doch ein Indiz dafür, dass die Probleme nicht verborgen werden können. Viele Reaktionen werden als Phrasen erlebt (z. B. »Kopf hoch, das wird schon wieder«), auf die dann ebenso phrasenhaft reagiert wird: »Da haben wir gesagt, das ist das Wetter, aber Wetter ist ja immer.« Die Tochter erlebt sich als ausgebrannt und leer. »Ich bin fertig. Ich will nur noch meine Ruhe.« Sie versucht, Abstand herzustellen, indem sie bis zu

14 Stunden arbeitet. Die Mutter erlebt sich als hilflos und am Ende ihrer Kraft. »Mir tut das auch leid, ich möchte ihm auch gerne helfen, aber ich kann's ja nicht.« Sie fühlt sich zwischen den einzelnen Erwartungen aufgerieben. Die Tochter fordert, sie soll härter sein, den Mann nicht bemitleiden, ihm nicht so viel abnehmen und selbst mehr fordern. Der Mann fordert, dass sie sofort auf seine Wünsche reagiert. Dem fühlt sie sich verpflichtet, denn »man kann die Hilfe nicht versagen«. Die Schwiegermutter unterstützt ihren Sohn und fordert von der Schwiegertochter noch mehr Engagement. Die Ärzte versichern ihr, dass eigentlich alles in Ordnung ist. In der Folge fühlt sie sich allein gelassen und überfordert: »Das wird mir dann alles irgendwie zu viel.« ■

Im Nachhinein berichten viele Angehörige von einer enormen Kraftanstrengung. Nicht wenige haben daran gedacht, aufzugeben, weil sie ihrer eigenen körperlichen und seelischen Gesundheit zu viel zugemutet hatten. Vielleicht gibt es Ihnen Zuversicht und Hoffnung zu wissen, dass diese Zeit vorübergehen wird, sich ein neues – wie auch immer geartetes – Gleichgewicht einstellen wird. Seien Sie sich bewusst, was momentan alles auf Ihren Schultern ruht. Versuchen Sie, das Gewicht zu verteilen und Dinge abzugeben, die Sie abgeben können. Es ist kein Zeichen von Schwäche, sich Hilfe zu holen. Erkennen Sie an, was Sie in Krisenzeiten leisten. Zusätzliche Belastungen lassen sich nur vorübergehend tragen, sie sind kein Maßstab für den Alltag.

Stärken Sie Ihre Schultern, indem Sie für sich sorgen. Schon die grundlegenden Dinge benötigen Ihre Aufmerksamkeit: Schlafen Sie ausreichend? Was hindert Sie daran, können Sie dies abstellen? Essen und trinken Sie ausreichend und ab und an auch mit Genuss? Wann haben Sie zuletzt mit Ihren Freunden telefoniert oder sie getroffen? Wer oder was könnte Ihnen im Moment guttun, Ihnen Kraft geben?

Finden Sie Ihre ganz persönlichen Kraftquellen und suchen Sie sie auf. Vielleicht ist es ein Spaziergang im Park, bei dem Sie bewusst durchatmen, die Bäume wahrnehmen, statt blind zu laufen und Ihren Gedanken nachzuhängen. Vielleicht hilft es Ihnen, Musik zu hören, Bilder anzusehen, eine Tasse Tee oder Kaffee zu trinken. Wichtig ist, dass Sie das, was Sie tun, mit allen Sinnen und bewusst erleben. Das können auch ganz alltägliche Dinge sein.

Wenn Sie zum Beispiel sonst morgens nur schnell einen Kaffee trinken, um »in Gang« zu kommen, die trüben Gedanken zu vertreiben, den Kreislauf anzukurbeln oder weil es einfach Ihre Gewohnheit ist, dann tun sie es nun bewusst. Riechen Sie am Kaffeepulver, sehen Sie sich seine Farbe genau an. Welchen Löffel verwenden Sie, einen speziellen Kaffeelöffel? Schauen Sie genau hin, suchen Sie auch Ihre Tasse bewusst aus. Welche Tasse verwenden Sie, haben Sie eine Lieblingstasse? Was gefällt Ihnen an ihr so gut? Rufen Sie sich Ihre Vorliebe ins Gedächtnis. Hören Sie auf das »Röcheln« des Wassers, wenn der Kaffee durchläuft. Nehmen Sie den Duft wahr. Beobachten Sie, wie sich die Farbe verändert, wenn Sie Milch in Ihrer Tasse dazugießen. Probieren Sie es aus; es kostet Sie keine Minute länger und doch wird sich dieser Tag anders anfühlen, zumindest in diesem Augenblick. Es wird ein Augenblick sein, den Sie mit allen Sinnen wahrnehmen und in dem der Gedanke an die Depression in Ihrer Familie zurücktritt. Bauen Sie diese Augenblicke immer wieder bewusst ein, nehmen Sie sie sich vor.

Sie stehen an der Haltestelle und warten auf den Bus, dann unterbrechen Sie Ihre Gedanken und nehmen Sie bewusst wahr, was um sie herum passiert. Wer wartet noch mit Ihnen? Ist es ein warmer, ein windiger, sonniger oder regnerischer Tag? Spüren Sie einen lauen Luftzug oder stürmt es? Ist der Himmel mit Wolken bedeckt oder blau? Was für ein Blau ist es? Was für ein Grau ist es? Es mag Ihnen komisch oder albern vorkommen, aber einen Moment der Entspannung erreichen wir meist durch Konzentration, Konzentration auf den Augenblick. Jeder Moment der Entspannung gibt Ihnen Kraft, die Sie brauchen. Bei Entspannung denken die meisten an aufwendige Kurse, Wellnessangebote und letztlich zusätzlichen Zeitbedarf und Aufwand. Das können Sie immer noch machen, beginnen Sie einfach mit diesen kleinen Alltagsübungen, in denen Sie sich all Ihrer Sinne vergewissern und einen Moment der Ruhe erfahren (siehe auch das Kapitel »Auf sich achten«).

Wenn sich der Kranke zurückzieht, dann sind Sie zunächst einmal allein. Alltägliche Entscheidungen müssen Sie allein treffen, sich mit Freunden unter Umständen allein verabreden, die Kinder allein versorgen, mit ihnen allein spielen. Schließlich sind Sie auch mit Ihren eigenen Sorgen allein, wollen und können den Kranken nicht damit belasten, denn alles ist zunächst auf ihn ausgerichtet. Für alles allein zu sorgen, sich nicht mehr austauschen zu können, führt häufig zu einem Gefühl der Einsamkeit.

Verlust des gemeinsamen Alltags

Die Depression bedeutet den Verlust des gemeinsamen Alltags, der gewohnten familiären Abläufe. In Untersuchungen fand man heraus, dass Depressionen das Familienleben stärker beeinträchtigen als Alkoholabhängigkeit, Schizophrenie, bipolaren Störungen, Angststörungen oder Anpassungsstörungen. Eine Depression hat nach Ansicht sowohl der Patienten wie ihrer Partner auch einen stärkeren Einfluss auf das eheliche Zusammenleben als körperliche Erkrankungen wie zum Beispiel Rheuma oder eine Herzerkrankung. Das Zusammenleben mit einem depressiven Menschen bringt demnach ganz besondere Probleme mit sich.

Besonders schwer zu ertragen ist für Angehörige an der Depression, dass der Kranke zwar körperlich da ist, aber geistig in einer ganz anderen und eigenen Welt lebt, dass er gleichzeitig so nah und doch so fern ist, dass er unerreichbar ist. Wird der depressiv Erkrankte stationär behandelt, dann bedeutet allein

die Abwesenheit des Kranken einen Einschnitt im Familienleben.
Ist er zu Hause, wird er als abwesend, verschlossen und zurückgezogen erlebt. Der depressive Rückzug kann zum Beispiel bedeuten, mit den Mahlzeiten allein zu sein, den Tag allein zu beginnen, allein zu frühstücken, allein zu kochen und allein zu spülen. Ein Angehöriger erzählt: »Wenn ich meine Frau frage: ›Frühstückst du heute mit? Dann sagt sie: ›Nein, ich komme ein bisschen später.‹ ›Soll ich dir mit Kaffee machen?‹ ›Nein.‹ Da weiß ich dann, dass ich wieder einmal alleine frühstücken muss.« Den Tisch nicht mehr für zwei decken, obwohl zwei da sind, steht oft symbolisch für eine zunehmende Vereinsamung in der Beziehung und für eine gewisse Unnormalität der Situation. Es müsste eigentlich anders sein und ist doch nicht anders möglich.

Der Rückzug des Kranken kann auch bedeuten, ihn in einem abgedunkelten Zimmer der Wohnung zu wissen, während man selbst mit den täglichen Anforderungen beschäftigt ist. Führen Sie sich vor Augen, dass dies ein vorübergehender Zustand ist; nehmen Sie kleine Fortschritte wahr, zum Beispiel wenn es der Kranke schafft, aufzustehen und mit Ihnen am Tisch zu sitzen.

TIPP **Erwarten Sie keine Normalität, wo keine Normalität ist. Die Depression reißt die normalen Abläufe ein, akzeptieren Sie das Nein des Angehörigen, atmen Sie tief durch und gehen Sie Ihren eigenen Bedürfnissen und den täglichen Anforderungen nach.**

Die meisten Angehörigen reiben sich regelrecht in einem Kampf mit dem Kranken auf, schwanken zwischen Zureden und Drohen, Verständnis und Wut. Wenn Sie diese Spirale der Gefühle an sich bemerken, dann unterbrechen Sie sie bewusst. Tun Sie, was im Alltag getan werden muss, und erwarten Sie in der akuten Zeit der Depression keine Hilfe vom Kranken. Versuchen Sie, nicht enttäuscht zu sein, wenn Sie keine Hilfe und keine Zuwendung bekommen. Es ist dem Kranken in der Depression nicht möglich, weiter zu funktionieren wie immer. Nehmen Sie Veränderungen zunächst als solche wahr und beziehen Sie sie nicht auf sich. Wenn der Kranke nicht aufsteht, bedeutet es nicht, dass er nicht mit Ihnen zusammen sein möchte. Es fällt ihm momentan immens schwer, überhaupt einen Schritt vor den anderen zu setzen. Liegen zu bleiben ist oftmals seine Reaktion auf eine unerträgliche Schwere, die die Depression ihm bereitet. Schließen Sie den Kranken nicht aus, aber kämpfen Sie nicht um etwas, was Sie in der Depression nicht bekommen können. Wenn Sie allein frühstücken und sich verlassen fühlen, dann denken Sie daran, dass es nicht immer so war und auch nicht so bleiben wird. Es ist eine momentane Einsamkeit, die Sie akzeptieren müssen. Vielleicht haben Sie Lust, in einer solchen Situation einmal die »Kaffee-Übung« aus dem vorherigen Kapitel zu probieren.

Wie durch eine Wand getrennt

Die momentane Einsamkeit kann sich jedoch ausbreiten, mehr und mehr Platz in Ihrem Leben einnehmen und zu einem Grundgefühl werden. In einem Erlebnisbericht heißt es über das Leben mit dem an Depression erkrankten Ehemann: »Ich bin wie durch eine Eiswand von Jan getrennt. Einsamer kann sich ein Mensch nicht fühlen. Wenn ich im Laufe dieser Jahre etwas lerne, so ist es, allein zu sein.« (Holtz 1994, S. 64)

Dass der andere wie durch eine Wand getrennt erlebt wird, zeigt sich vor allem bei Gesprächen mit ihm und dem Versuch, einen Kontakt herzustellen. Ein Angehöriger erzählt: »Man kann nicht groß mit ihr reden. Sie ist ziemlich apathisch, so als wenn sie in 'ner anderen Welt versinken würde. Ich bin da der Führende, der Fragen stellt, sie antwortet mal, sobald da keine Frage ist, baut sich keine richtige Kommunikation auf. Aber das geht alles noch. Das Schlimmste ist, wenn sie lustlos, wie in Trauer, dasitzt. Sie hat dann ihre Welt und ich hab aber meine Welt mit meinen Problemen und weiß, dass ich von ihr keine Hilfe erwarten kann. Da sitzt man hilflos daneben und kann gar nichts machen.«

Die Hilflosigkeit zeigt sich vor allem darin, dass man den Kranken nicht aufmuntern und aufheitern kann, Sie können Ihre eigene positive Stimmung nicht auf ihn übertragen. Der Kranke hat seine Welt und Sie haben Ihre und diese Trennung ist im Zusammenleben besonders schwer auszuhalten. Wird die Depression überwunden, dann kann sich aus diesen Krisenzeiten auch ein Gewinn für die Beziehung ergeben, wenn zum Beispiel beide lernen, mehr miteinander zu reden, sich mehr auszutauschen, wenn das Gespräch miteinander nicht als eine Selbstverständlichkeit angesehen wird, sondern als etwas, das man immer wieder bewusst, gezielt und mit viel Einsatz herstellen muss. Geben Sie also nicht auf, aber erzwingen Sie auch nichts.

Engstirnig oder depressiv?

Manchmal ist es nicht so sehr der Abbruch des Kontaktes und der Gespräche, sondern ihr Inhalt, der Angehörigen zu schaffen macht. Sie fragen sich dann, ob es die Depression des Kranken oder bestimmte Charaktereigenschaften sind, die einem entspannten und bereichernden Dialog im Wege stehen. Geschildert werden Dinge wie: Engstirnigkeit, Beharren auf der eigenen Meinung, Rechthaberei, wenig Verständnis für die Motive der Mitmenschen, schnelles Aburteilen anderer, strenge Regeln in der Erziehung der Kinder und im eigenen Leben, Nicht-abschalten-Können, Eifersucht, »Putzfimmel«, zwanghafter Ordnungssinn, Perfektionismus, Grübelei, Schubladen-Denken: Alles ist nur gut oder nur schlecht, richtig oder falsch, Zwischentöne gibt es nicht mehr. Was davon ist der Krankheit geschuldet und wird wieder vergehen? Was also muss akzeptiert werden als Teil der Krankheit und was hat andere Ursachen und liegt vielleicht eher in der Person des anderen, in seinen Einstellungen, Haltungen und Eigenschaften begründet?

Auch an dieser Frage können sich Angehörige aufreiben, vor allem, da es keine klare Antwort darauf gibt. Die Depression verstärkt unter Umständen die Art und Weise, wie jemand die Welt wahrnimmt und in ihr zu Hause ist. So findet man bei Menschen, die eine Depression entwickeln, häufig eine besondere Strenge sich selbst gegenüber, hohe Ansprüche und eine Neigung zum Perfektionismus. Diese bereits vorhandenen Eigenschaften können in der Depression ein nahezu selbstzerstörerisches Ausmaß annehmen und bleiben dann nicht ohne Folgen auch für das soziale Umfeld. Die hohen Ansprüche werden auf alle übertragen, was sich darin zeigt, dass der Kranke sehr kritisch ist und seinen Angehörigen das Gefühl gibt, es ihm nie recht machen zu können. In anderen Fällen kann die Depression einen bisher optimistischen Menschen zu einem sorgenvollen, einen lebensfrohen zu einem bedrückten machen. In jedem Fall gehören die pessimistische Grundhaltung, die Entscheidungsunfähigkeit, das Denken in Schwarz-Weiß-Kategorien zum Krankheitsbild der Depression. Mit dem Abklingen der depressiven Phase bzw. deren Behandlung können auch diese Symptome vergehen, wenn sie denn vorrangig der Depression geschuldet waren.

Gespräche kreisen um die Krankheit

Das beständige Zweifeln und Grübeln, das Ablehnen aller Angebote stellen eine besondere Herausforderung dar im Zusammenleben mit einem depressiven Menschen. Fast alle kennen das Gefühl dieses Angehörigen: »Sie hat nur ihren Horizont, ihren Willen und Denkweise. Immer kommt erst mal ein stures ›Nein‹. Vielleicht nach einer Stunde Streit oder Diskussion schaffe ich es, sie zu überzeugen, aber das ist ja so schwer.«

Probleme werden in der Wahrnehmung der anderen von depressiven Menschen häufig »aufgebauscht« und stundenlang diskutiert, ohne Lösungen zu sehen. Die Krankheit und ihre Behandlung bestimmen die Gespräche, »Philosophieren über das Leben« oder andere Themen außerhalb der eigenen Befindlichkeit ist kaum mehr möglich. In der Depression ist alles eingeengt, grau unterlegt, es gibt häufig nur einen klagenden Zugang zur Welt.

Wann muss man den Erkrankten in Ruhe lassen, wann fordern, wann seine Stimmungen akzeptieren, wann um eine Veränderung kämpfen? Was kann man erwarten, was muss man aushalten und wie lange? Wie soll man auf den Kranken eingehen, wenn er unbeteiligt oder – wie oben beschrieben – »stur« ist? All dies ist natürlich im Einzelfall und in den konkreten Situationen anzuschauen und zu entscheiden. Es gibt kein Rezept oder ein

Handbuch, wie man mit dem depressiven Menschen umgehen kann, sodass alle Beteiligten zufriedener sind. Im Grunde geht es immer wieder um das Austarieren von Grenzen (siehe das entsprechende Kapitel), darum, zu entscheiden, was man selbst möchte und braucht.

Die jeweiligen Situationen werden von Angehörigen ganz unterschiedlich erlebt, auch wenn sie sich ähneln. Das Gefühl des Alleinseins ist dem einen unerträglich, dem anderen willkommen. Allein zu sein kann bedeuten, sich alleingelassen und verlassen zu fühlen, es kann aber auch Erleichterung hervorrufen, in Ruhe gelassen zu werden. Die Zeit der Einsamkeit kann dafür genutzt werden, sich selbst klarer zu werden über die eigenen Bedürfnisse, Ziele und Vorstellungen. Sie kann aber auch bedeuten, endlos zu grübeln, zu warten und zu hoffen auf Veränderung. Besonders schwierig ist es, zu akzeptieren, dass der andere nicht für Sie da sein kann, auch wenn er körperlich anwesend ist, dass seine Stimmungen zu unberechenbar sind, um auf ihn zählen zu können.

Umgang mit pessimistischer Grundhaltung

Es kann anstrengend sein, dem Klagen des depressiven Angehörigen ausgesetzt zu sein. Vielleicht versuchen Sie, dem eine andere Wahrnehmung entgegenzusetzen, zum Beispiel eher auf die positiven Seiten zu schauen, positiv zu denken oder für Ablenkung zu sorgen. Doch ganz gleich, was Sie tun, es wird unter Umständen vom Depressiven alles in Frage gestellt. Selbst blauer Himmel und Sonnenschein werden dann nicht wahrgenommen, sondern nur zum Anlass für die Klage, dass bestimmt bald wieder Wolken aufziehen und es regnen wird. Egal, was es ist, es wird in ein negatives, dunkles Licht getaucht. Das Glas ist immer halbleer.

Machen Sie sich immer wieder bewusst, dass die pessimistische Grundhaltung, der negative Grundton, der Sie erreicht, zur depressiven Wahrnehmung gehört und nicht dem entspricht, wie der Kranke die Dinge üblicherweise sieht. Vielleicht erinnern Sie sich auch, dass der an Depression Erkrankte schon immer eine eher pessimistische oder ernstere, sorgenvollere Sicht der Welt hatte. Vielleicht waren Sie es »schon immer«, der den anderen aufheiterte, und müssen nun feststellen, dass das nicht mehr funktioniert. Die Versuche, den anderen aufzuheitern, erreichen ihn in der Depression nicht mehr. Das heißt nicht, dass Ihr »Zauber« verflogen ist, es ist nur so, dass Ihr Angehöriger diese Eigenschaft, die er sonst an Ihnen vielleicht schätzt, nicht mehr sehen und würdigen kann.

In vielen Familien herrscht entweder Schweigen vor oder ein eher gereizter, schroffer Tonfall. Das mag auch daran liegen, dass einige Menschen in der Depression unterschwellig oder auch offen aggressiv und feindselig werden. Vor allem für Männer wird eine Form der Depression diskutiert, die von Wut und Ärgergefühlen bis hin zu Wutausbrüchen gekennzeichnet ist (vgl. Real 1997). Verärgerung kann sich auch in Zynismus und Rückzug äußern, ein Verhalten, das vor allem für Frauen besonders belastend ist. Eine Angehörige klagt: »Er war auch sehr empfindlich. Ich konnte nicht mehr mit ihm reden, er ging immer gleich hoch.« In Untersuchungen wurde allgemein ein Zusammenhang zwischen Zynismus und Depressivität festgestellt. Das bedeutet, je zynischer sich jemand verhält oder äußert, umso schlechter geht es ihm. Es kann sich daher lohnen, nicht auf den Zynismus zu reagieren (»Geh doch nicht gleich hoch«, »Hör mir doch mal zu«), sondern den Blick auf die Stimmung desjenigen zu richten und diese widerzuspiegeln oder auch anzusprechen. Manchmal genügt es schon, zu bemerken und zu sagen, dass es dem anderen heute nicht so gut oder vielleicht sogar besonders schlecht geht, und die Lage entspannt sich etwas.

Das ist natürlich leichter gesagt als getan. Oftmals haben Angehörige das Gefühl, ihr eigenes Erleben und ihre Sorgen haben keinen Platz mehr in der Beziehung. Alles dreht sich um den Erkrankten und dessen Situation. Obwohl dies zu Beginn der Erkrankung in der Hoffnung auf eine baldige Gesundung in Kauf genommen wird, können langfristig Gefühle der Entfremdung und Einsamkeit, der Ungerechtigkeit und Verärgerung entstehen. Der Pessimismus und Rückzug des Kranken, seine Einsilbigkeit können schließlich auch in Ihnen Gefühle von Wut und Ärger auslösen. Vor allem, wenn die Reaktionen des anderen zunehmend als unlogisch und nicht nachvollziehbar erlebt werden, braucht es Kraft, dies als Zeichen der Depression und der momentanen Situation des Kranken zu akzeptieren und nicht immer wieder aufs Neue enttäuscht oder verärgert zu sein.

Versuchen Sie dabei aber nicht, Ihre Gefühle um jeden Preis zu unterdrücken. Ihr Angehöriger ist ohnehin voller negativer Erwartungen, die »Antennen« für unausgesprochene Vorwürfe sind sehr empfindlich. Wenn Sie enttäuscht sind, dass Ihr Partner Ihrem Vorschlag auszugehen nicht folgt, sagen Sie ruhig, dass Sie es schade finden, dass er nicht mitkommt. Wichtig ist, dass Sie bei sich und Ihren Gefühlen bleiben (Ich-Sätze) und nicht Verallgemeinerungen und Vorwürfe formulieren (»Nie kommst du mit!«), die ihrerseits die depressiven Reaktionen verstärken können.

In einer Reihe von Studien wurde gezeigt, dass negativer Affekt, Kritik und Spannungen kennzeichnend sind für die Interaktion zwischen depressiven Patienten und ihren Ehepartnern und am stärksten die Paarbeziehung belasten. Bittet man zum Beispiel beide Partner, eine Aufgabe gemeinsam zu lösen, dann setzt sich der gesunde Angehörige meist durch und ist zudem seinem depressiven Partner gegenüber sehr kritisch. Dieses Muster kennzeichnet vor allem akute depressive Phasen. Es ist vielleicht nicht verwunderlich, dass Angehörige auch »im Labor« die Führung übernehmen, wie sie es in der Realität oft tun müssen.

Begleitet man Paare mit einem depressiven Menschen über ein Jahr lang, dann ändert sich dieses Kommunikationsmuster wieder und die Kommunikationsprobleme verringern sich. Allerdings haben diese Paare auch dann noch mehr Probleme, gut miteinander zu kommunizieren, als Paare, in denen kein Partner an Depression erkrankt ist. Es lohnt sich also, nicht nur in Krankheitsphasen, sondern auch in gesunden Zeiten an der gemeinsamen Kommunikation zu arbeiten.

Machen Sie sich klar, dass »der Ton die Musik macht«, dass jeder Satz nicht nur eine inhaltliche Botschaft hat (»Ich kann nicht mitkommen«), sondern auch ein persönliches Gefühl ausdrückt (z.B. »Ich bin zu müde«), einen Appell einschließt (z.B. »Akzeptiere das«) und auch die Beziehungsseite anspricht (z.B. »Bitte bedräng mich nicht«). Versuchen Sie, genau zu hören, welche Qualität gerade im Vordergrund steht. Vergewissern Sie sich, wenn Sie unsicher sind (»Du bist zu müde, um mitzukommen?«). Damit signalisieren Sie gleichzeitig, dass Sie versuchen, Ihren Angehörigen zu verstehen und bereit sind, sein Verhalten zu akzeptieren.

Aber auch, wenn Sie in Ich-Botschaften sprechen und verständnisvoll formulieren, zugewandt und offen sind, kann der depressive Mensch das völlig anders erleben. In Ihrer verständnisvollen Rückmeldung, dass er vielleicht aus Müdigkeit nicht mitkommen mag, kann dann für den Kranken ein Vorwurf, eine Abwertung, eine Ablehnung oder gar ein Angriff liegen. Die Depression verändert, wie etwas wahrgenommen wird. Wie in einem Zerrspiegel Dicke dünn und Dünne dick werden, so erscheinen die freundlichsten Worte im Spiegel der Depression plötzlich bedrohlich oder negativ. Das führt dazu, dass die Reaktionen des Kranken als unberechenbar, oftmals nicht nachvollziehbar und ungerecht erlebt werden.

Versuchen Sie dennoch, ein normales Gesprächsverhalten beizubehalten und nicht enttäuscht zu sein, wenn etwas anderes ankommt. Schon, wenn Sie eher über sich sprechen als über den anderen, kann sich das positiv auf Ihr eigenes Befinden auswirken. Wenn Sie zum Beispiel sagen, dass Sie traurig sind, allein zu gehen, und lieber mehr mit dem Partner unternehmen würden, dann signalisieren Sie Ihr Interesse und Ihren eigenen Wunsch.

TIPP Bleiben Sie, so gut es geht, bei dem, was in Ihnen vor sich geht, und teilen Sie dies mit. So geben Sie dem anderen die Chance, auch mehr über sein Befinden zu sprechen.

Man kann trainieren, sich möglichst konkret auszudrücken und damit auch konkret zu denken. Beides wirkt Depressionen entgegen, da in der Depression meist alles grau unterlegt ist. Je konkreter Sie formulieren, desto mehr kann der andere wieder lernen, Nuancen wahrzunehmen, und Sie gleiten nicht selbst in ein Schwarz-Weiß-Denken ab. Also statt zu sagen: »Immer lässt du mich allein gehen« (allgemein und Du-Botschaft), versuchen Sie, sich auf die ganz konkrete Situation zu beziehen, in der Sie sich befinden: Ist es ein Kinobesuch, ein Essen mit Freunden, die warten, oder worum genau geht es und wie wichtig ist es Ihnen? (konkret und Ich-Botschaft).

Beides, über sich zu sprechen und konkret zu sprechen, ist im Zusammenleben mit einem depressiven Menschen schwierig. Einmal geht es hauptsächlich um ihn, und er kommuniziert typischerweise allgemein und negativ und erlebt die Dinge auch so. Wenn Sie also bewusst etwas anderes entgegensetzen, dann helfen Sie nicht nur Ihrem depressiven Angehörigen, sondern fühlen sich auch selbst besser.

Doch auch das konstruktivste Gesprächsverhalten bietet keine Garantie für eine glückliche Beziehung. Wenn Sie sich als Angehöriger also einsam in Ihrer Beziehung fühlen, und dies über lange Zeit, nicht nur in der akuten Phase der Depression, dann sollten Sie genauer hinsehen, wie es um Ihre Beziehung bestellt ist. Es kann sich lohnen – auch mit fachkundiger Hilfe – eine kritische Bilanz des Zusammenlebens zu ziehen und gemeinsam Wege zu einem zufriedeneren Miteinander zu suchen (siehe »Paartherapie bei Depressionen« im letzten Kapitel).

Partnerschaft und Sexualität

Depressionen verändern nicht nur das partnerschaftliche und familiäre Zusammenleben, sie treten auch gehäuft bei Ehe- und Paarproblemen auf. Sie können beispielsweise eine Reaktion auf emotionale Verletzungen in der Partnerschaft sein oder Verluste und Verlustängste widerspiegeln. Oftmals ist Ihnen Ihre eigene Position in diesem Zusammenspiel von Einflüssen nicht zugänglich, weil Sie selbst mittendrin stecken. Manchmal spielt die Depression sogar eine zentrale Rolle für das Funktionieren der Partnerschaft, zum Beispiel wenn der Depressive bereitwillig vom anderen »bemuttert« und umsorgt wird und die Partnerschaft mehr als einseitiges Geben denn als Miteinander definiert und akzeptiert ist.

Man weiß heute, dass die familiäre und partnerschaftliche Situation einen entscheidenden Einfluss auf den Verlauf der Depression hat. Chronische Konflikte, ein eher liebloser, kritischer oder unterschwellig feindseliger Umgang miteinander können eine depressive Entwicklung begünstigen. Umgekehrt ist ein unterstützender Partner bzw. eine unterstützende Partnerschaft hilfreich für das Überwinden einer depressiven Phase.

Wir wissen, dass Menschen, die in Partnerschaft leben, im Allgemeinen gesünder sind als diejenigen, die allein leben oder geschieden sind. Auch eine Partnerschaft depressiver Menschen kann so wirken und ihr Erkrankungs- und Rückfallrisiko mindern. Sie kann dazu beitragen, eine Erkrankungsepisode zu verkürzen bzw. ihr erneutes Auftreten hinauszuzögern oder zu verhindern. Das ist unter anderem dann der Fall, wenn

- der Partner vom Erkrankten als unterstützend wahrgenommen wird,
- die Kommunikation zwischen den Partnern offen und wenig indirekt ist, vor allem Kritik nicht »verdeckt« geäußert wird und wenn
- körperliche Anziehung und emotionale Nähe erlebt werden.

Diese Bereiche – partnerschaftliche Unterstützung, Kommunikation und körperliche Anziehung – sind jedoch durch die spezifischen depressiven Symptome des Erkrankten beeinträchtigt. Inwieweit die partnerschaftlichen Probleme mit der Depression zusammenhängen oder schon länger vorliegen und der Depression vorausgingen, ist für Sie als Angehörigen kaum zu entwirren. Sie fühlen zuallererst den Rückzug, die Apathie, Negativität und die mangelnde Bereitschaft, Ihre Bedürfnisse zu hören, geschweige denn zu erfüllen. Das betrifft auch die intime, sexuelle Beziehung eines Paares.

Zu den depressiven Symptomen gehört der Verlust der Lebensfreude und der Lust auf sexuelle Kontakte. Der Rückzug des depressiven Menschen bedeutet auch ein Verneinen intimen Zusammenseins.

BEISPIEL Eine Angehörige beschreibt das so: »Abends verschwindet er ohne ›Gute Nacht‹, früh steht er auf ohne ›Guten Morgen‹, ein bisschen Liebe, das fehlt doch. Wenn er bloß mal einen streicheln würde oder was, also dass er das nicht tut, das macht mich verrückt. Er läuft neben mir her wie ein fremder Mensch, geht an mir vorbei, ohne mich auch nur einmal anzugucken.« ■

Wenn Angehörige dieses Anzeichen der Depression noch nicht kennen, fürchten sie häufig Beziehungsprobleme, manchmal wird sogar vermutet, der andere hätte einen anderen Partner. Eifersucht, Feindseligkeit, unterschwellige Aggressivität und dauerhaftes Klagen und Nörgeln führen jedoch nicht dazu, die »Lust aufeinander« wieder zu wecken. Hilfreich ist es auch nicht, wenn Sie sich Ihrerseits zurückziehen und das Thema aussparen. Im Gegenteil: Werden sexuelle Probleme über längere Zeit tabuisiert, kann ein Kreislauf einsetzen, der es den Partnern immer schwerer macht, die Initiative zu ergreifen. Resignation und zunehmende Entfremdung in der Beziehung können dann die Folge sein.

TIPP Beugen Sie vor und tabuisieren Sie Sexualität nicht, sprechen Sie mit Ihrem Partner. Ermutigen Sie ihn oder sie, im Falle einer Behandlung mit Psychopharmaka das Thema offen mit dem behandelnden Arzt zu besprechen und sich über alle Nebenwirkungen informieren zu lassen.

Einige Antidepressiva können die Libido zusätzlich absenken und zu sexuellen Störungen führen, andere verursachen Gewichtszunahmen. Der Depressive kann sich dann zusätzlich wie entstellt und wenig attraktiv wahrnehmen und aus diesem Grund Intimität meiden. Es ist entlastend für beide Seiten, wenn die Zusammenhänge mit der Depression zur Sprache kommen, auch wenn die Einsamkeit und die Trauer über den Verlust der Intimität zunächst einmal weiter bestehen bleiben und vielleicht sogar Teil des Alltags werden. Akzeptieren Sie, so gut Sie können, den Rückzug und die Lustlosigkeit in der akuten Phase der Depression.

Intimität kann viele Formen haben, probieren Sie aus, was Ihnen und Ihrem Partner guttut. Ziehen Sie sich nicht Ihrerseits zurück. Schauen Sie, wie Sie vorher gelebt haben in der Partnerschaft. Wie war Ihr Umgang miteinander, wie befriedigend war Ihre sexuelle Beziehung? Konnten Sie offen über Ihre Wünsche sprechen? Die Depression beeinflusst alle Lebensbereiche, auch alle Bereiche Ihrer Partnerschaft. Aber: Lassen Sie nicht zu, dass sie zu einer generellen Vereinsamung, Resignation und Verbitterung führt. Sie sind liebenswert, auch wenn der depressive Partner Ihnen momentan keine oder wenig Liebe entgegenbringen kann. Zweifeln Sie deshalb nicht an sich. Sehen Sie kleine Fortschritte, das kann ein gemeinsamer Spaziergang sein, ein gemeinsames Essen. Zeigen Sie Ihrem depressiven Partner, dass

Sie ihn wertschätzen. Das kann sich schon in kleinen Gesten äußern: Stellen Sie eine Blume auf den Tisch oder etwas, was der andere besonders mag. Vertrauen Sie darauf, dass diese Zeit vorübergehen wird und Sie wieder zu einem befriedigenden Miteinander finden werden. Nehmen Sie bewusst wahr, was Ihnen in Ihrer Partnerschaft in guten Zeiten wohltut bzw. was Sie momentan am meisten vermissen.

Vergewissern Sie sich, dass Sie für den anderen da sein wollen, auch wenn er Ihnen im Moment selbst nicht viel zurückgeben kann. Entscheiden Sie bewusst, lassen Sie nicht einfach Zeit verstreichen. Tun Sie etwas für ein gutes Miteinander, stellen Sie sich – so gut es geht – gemeinsam der Depression oder der Erkenntnis, dass Sie beide das bewältigen können. Übereilen Sie nichts, geben Sie sich Zeit, aber nicht zu viel Zeit, bis Verletzungen und Verbitterung den gegenseitigen Respekt aufgebraucht haben. Einsamkeit in der Partnerschaft muss in Ihrem Leben kein Dauerzustand sein; richten Sie sich nicht in einem unglücklichen Zustand ein (siehe das Kapitel »Grenzen setzen«). Nehmen Sie Hilfe in Anspruch, wenn Sie nicht mehr weiterwissen. Manchmal kann auch eine Paartherapie eine Depression überwinden helfen.

Auch mal was allein machen

Da der depressiv Erkrankte sich auch aus den anderen Beziehungen weitgehend zurückzieht und keine Kraft hat, sie aufrechtzuerhalten, verkleinert sich die Zahl Ihrer gemeinsamen Freunde und Bekannten mit der Zeit. Oder Sie erleben schmerzhaft, dass sich Freunde und Bekannte ihrerseits zurückziehen. Oft geschieht dies gar nicht in böser Absicht, sondern aus Hilflosigkeit oder Unkenntnis der Situation. Auch die depressive Klagsamkeit und Unfähigkeit, dem anderen zuzuhören, erschweren Gespräche und Kontakte. Sie werden daher abwägen, wer einbezogen werden kann in die Situation, die Sie erleben. Viele Menschen haben Vorurteile psychisch Kranken gegenüber. Vielleicht entscheiden Sie, sich zunächst niemandem anzuvertrauen, weil Sie nicht allzu viel erklären oder rechtfertigen wollen.

Für Angehörige depressiv Erkrankter gibt es nach wie vor zu wenig Anlaufstellen oder Ansprechpartner, sodass Sie vielleicht auch gar nicht wissen, an wen Sie sich wenden könnten. Erst im Laufe der Zeit entwickeln sich neue Kontakte durch die Behandlung, durch Angehörigengruppen oder Angebote für Familien. Manchmal ist es einfacher, sich einem vollkommen Fremden anzuvertrauen, der ähnliche Sorgen, Nöte, Ängste, Gedanken und Gefühle hat, als jemandem, der Sie und den Kranken lange Jahre kennt und vielleicht viele Fragen stellt. Unter Umständen wird sich Ihr Freundeskreis grundlegend verändern, wenn Sie sehen, wer in dieser Zeit zu Ihnen hält und Ihnen zur Seite steht und wer nicht.

Halten Sie sich an denen fest, die Ihnen helfen. Grübeln Sie nicht über eventuelle Enttäuschungen. Die Erfahrung, allein zu sein und sich einsam zu fühlen neben einem depressiven Angehörigen, teilen Sie mit vielen anderen. Sie werden im Laufe der Zeit Menschen finden, denen Sie sich anvertrauen können und von denen Sie Hilfe bekommen.

Dafür müssen Sie jedoch auch selbst aktiv werden. Versuchen Sie, so gut es geht, Aktivitäten beizubehalten, die Ihnen immer Freude gemacht haben, zum Beispiel eine Mitgliedschaft in einem Verein oder Fitnessstudio. Versuchen Sie, Kontakt zu halten mit Menschen, die Ihnen Kraft geben und vielleicht auch einen Ausgleich verschaffen zu dem depressiven Alltag. Sie müssen nicht einsam sein, auch wenn Sie es eine Zeitlang in Ihrer Beziehung sind. Wenn Sie Ihre Interessen oder Hobbys weiterhin wahrnehmen, werden Sie auch sozial eingebunden bleiben und nicht so stark von den Stimmungen des depressiven Menschen abhängig sein.

Üben Sie sich im Alleinsein. Vor allem in einer langen Beziehung kann es Überwindung kosten, einmal etwas allein zu unternehmen. Sagen Sie nicht vermeintlich solidarisch: »Wenn du nicht gehst, dann gehe ich auch nicht«, sondern gehen Sie auch einmal Ihren eigenen Weg, zum Beispiel ins Kino, Theater, in den Park oder eine Ausstellung (siehe das Kapitel »Auf sich achten«). Sie werden sehen, dass das nicht nur geht, sondern auch Spaß machen kann.

Auch die Erfahrung des Alleinseins ist oftmals an Vorurteile gekoppelt. Obwohl Depression als Thema in der Presse allgegenwärtig ist, ist sie nach wie vor tabuisiert. Einige der Vorurteile teilen vielleicht auch Sie als Angehörige, und es braucht manchmal einen langen Lernprozess, sich von ihnen zu befreien. Vielleicht befürchten Sie, die Vorurteile der Krankheit Depression gegenüber werfen nicht nur ein vermeintlich schlechtes Licht auf den Kranken, sondern auch auf Sie. In jedem Fall haben Vorurteile auch mehr oder weniger bewusste Auswirkungen auf Sie. Sehen wir uns einige der geläufigsten Vorurteile einmal genauer an.

Depression als Mangel an Willen?

Depression wird oft mit Charakterschwäche, einem Mangel an Willenskraft gleichgesetzt, so, als würde der Kranke sich gehen lassen, wäre faul und bequem. Die Hälfte der Befragten in einer Untersuchung sah Depression als Folge von Charakterschwäche an (Jorm u. a. 1999). Auch für Sie als Angehörige ist es mitunter schwer nachzuvollziehen, warum man aus einer Depression nicht mit etwas gutem Willen herauskommen kann.

BEISPIEL Ein Ehemann äußert: »Ich nahm ihre Depression nicht ernst, konnte mich auch nicht zu sehr einfühlen in ihre Situation. Wenn sich jemand ein Bein bricht, Kopfschmerzen hat oder Herzbeschwerden, das kenne ich oder kann es mir vorstellen. ›Depressionen‹ dagegen ähneln für mich dem gelegentlichen ›Weltschmerzgefühl‹ am Ende einer langen Nacht, mit zu viel Alkohol, mit zu viel Erinnerungen, zu viel Gelabere und mit einem

›Kater‹ am Morgen. Ich konnte mir nicht vorstellen (…), auch wenn Katharina davon erzählte, dass man in diesem ›schwarzen Loch‹ blieb – wenn man nur ein bisschen den ›guten Willen‹ hatte, da herauszukommen.« (BAREITER 1992, S. 69). ■

Der Wille jedoch ist in der Depression erstarrt, nicht zugänglich, manchmal bis hin zum Lebenswillen. Eine Sammlung von Betroffenenerzählungen trägt den Titel »Ich kann nicht wollen« (WOGGON 2004). Gerade das Nicht-wollen-Können ist schwer einzusehen, macht unser Wollen, Wünschen und Hoffen doch ganz wesentlich unsere Menschlichkeit aus. Wie kann eine Krankheit das zerstören? Oder lässt der Kranke es vielmehr zu, dass ihn die Depression so im Griff hat? Könnte er etwas dagegen tun?

Offenbar bleibt in den meisten Depressionen etwas ansprechbar und aktivierbar, denn wenn man der Depression vollkommen ausgeliefert wäre, wäre jede Therapie zum Scheitern verurteilt: Jede Therapie erfordert die Mitarbeit des Patienten, auch die Depressionstherapie. Mit der entsprechenden Unterstützung gelingt es dem Kranken, gegen die Depression anzukämpfen. Das Wollen und Wünschen kehrt dann auch zurück, wenn die akuten Symptome abklingen.

Es ist also eine Gratwanderung notwendig: einerseits die Symptome als solche zu akzeptieren, andererseits Hoffnung und Mut zu schöpfen, gegen sie anzugehen. Hier liegt in jedem Fall die Verantwortung des Kranken. Trotzdem werden Sie als Angehörige einbezogen. Erdulden Sie die Symptome und wenn ja, wie lange? Wann fordern Sie Veränderung?

Manchmal sind es auch Familienangehörige oder Freunde, die eine Veränderung einfordern und Sie damit in eine schwierige Lage bringen. Nehmen Sie den Kranken in Schutz? Eine

Angehörige musste die Nachfragen nach den wiederkehrenden Krankschreibungen, den langen Ausfallzeiten des Kranken regelrecht abwehren. In ihrer Familie galt ihr Mann als »arbeitsscheu«, so als ruhe er sich auf seiner Krankheit aus.

In einigen Fällen sind es gar nicht die konkreten Nachfragen und Kommentare, durch die Angehörige sich unter Druck gesetzt fühlen. Schon die Befürchtung, darauf reagieren zu müssen, wenn die Diagnose angezweifelt wird, verunsichert sie. Spielt nicht doch die Persönlichkeit eine Rolle und wird die Diagnose heute nicht zu schnell vergeben? Wir haben im ersten Kapitel gesehen, dass eher das Gegenteil der Fall ist und Depressionen im Allgemeinen nicht gut und schnell genug erkannt werden. Dennoch gibt es auch Stimmen, die von einer Modediagnose sprechen.

Depression als Modediagnose?

Depression ist zu einer Volkskrankheit geworden, sie ist eine der am häufigsten diagnostizierten psychischen Erkrankungen überhaupt. Laut der Weltgesundheitsorganisation (WHO) leiden mehr als 121 Millionen Menschen weltweit an Depressionen (Möller u.a. 2001). Der Zusammenhang zwischen Stress, Globalisierung, zunehmender Verunsicherung und dem Anstieg der Erkrankungsrate in den letzten 50 Jahren gilt als hinreichend belegt. Jedoch erklären Stress, Lebensunsicherheit, Informationsflut und Beschleunigung nur zum Teil den Anstieg der Diagnose Depression. Wurde die Kategorie »Depression« so ausgeweitet, dass aus gesunden Menschen, die in den Wechselfällen des Lebens Trauer, Betroffenheit und Erschöpfung durchleben, Patienten mit einer behandlungswürdigen Erkrankung und Diagnose werden? Sprechen wir zu schnell von Krankheit? Vielleicht bewegen Sie diese Fragen auch, wenn Sie begonnen haben, sich mit dem Thema zu beschäftigen. Was ist auszuhalten und was braucht professionelle Hilfe? Schließlich wird das Wort »depressiv« heute schon gebraucht, wenn man den Kopf einmal hängen lässt und nicht alles nach Wunsch verläuft. Diese Phasen sind jedoch weit entfernt von dem, was ein Mensch in der Krankheit Depression erlebt und was Sie als Angehöriger kennen.

Diese Begriffsaufweichung macht es nicht einfacher zu erklären, was Depression ist. Immer wieder sagen Angehörige in Gesprächen, dass Sie das Wort »depressiv« nun weit vorsichtiger gebrauchen. Manche korrigieren auch ihre Mitmenschen und sagen dann vielleicht: »Du warst traurig, bedrückt, niedergeschlagen – depressiv aber warst du nicht.« Damit ist eine Grenze markiert, aber die Verunsicherung bleibt. Darf man in der Spaßgesellschaft keine dunklen Stunden mehr erleben, ohne gleich krank zu sein? Und ab wann ist von der behandlungsbedürftigen Krankheit Depression zu sprechen?

Das Stichwort »Behandlungsbedürftigkeit« ruft zudem weitere Vorurteile auf, denn falsche Vorstellungen über eine psychotherapeutische oder psychiatrische Behandlung sind nach wie vor verbreitet.

Vorurteile gegenüber Psychiatrie und Psychotherapie

Psychiatrie wird immer noch mit Verrücktsein und mit dem Wegsperren in Anstalten assoziiert, Psychotherapie mit der Couch, auf der man sich alles von der Seele redet. Beides ist weit von der Realität entfernt. In Umfragen wird immer wieder festgestellt, wie wenig von der Arbeit der Psychologen und Psychiater bekannt ist. Die Ängste vor der Aufnahme einer Behandlung sind dementsprechend groß. Eine Angehörige berichtete zum Beispiel, dass ihr Mann dachte, er würde in der Psychiatrie eingesperrt werden. Er wollte am Anfang auch keinen Besuch, damit niemand ihn dort sah.

Die Ängste der Angehörigen sind oftmals nicht weniger groß als die der Patienten. Sie bleiben zu Hause und haben zunächst kaum Möglichkeiten, sich ein Bild von der Behandlung zu machen. In einer ambulanten Therapie werden Sie vielleicht gar nicht einbezogen. Vielleicht befürchten Sie, dass sich Ihr Angehöriger durch die Therapie verändern wird, dass er oder sie zu viele oder zu wenig Medikamente bekommt, zu kurz oder zu lang krankgeschrieben ist.

In Befragungen geben Angehörige immer wieder an, dass sie zu wenig in die Behandlung einbezogen werden und zu wenig von der Behandlung wissen. Wenn es für Sie wichtig ist, dann versuchen Sie, die Informationen zu erhalten, die Sie brauchen (siehe das Kapitel »Bei Bedarf Hilfe holen«).

Auswirkungen von Vorurteilen

Vorurteile sind zerstörerisch. Sie vereinfachen und isolieren, sie verzögern die Inanspruchnahme von Hilfe. Spannungen, Befürchtungen, Ängste und Schamgefühle können sogar dazu führen, dass gar keine Behandlung gesucht wird und sich die Situation verschlimmert. Das gilt nicht nur für den Kranken, sondern auch für seine Angehörigen, wenn sie aus Stigmatisierungserfahrungen oder Angst vor Stigmatisierung ihre Sorgen nicht mitteilen. Wer sich nicht mitteilt, muss zwar keine Ablehnung fürchten, vergibt aber auch die Chance, Unterstützung zu finden. Und nicht nur das: Die Belastung wird durch das Gefühl des Ausgeschlossenseins sogar größer.

Auch wenn es nicht einfach ist, sich von übernommenen Vorstellungen zu befreien, versuchen Sie, der neuen Situation möglichst offen gegenüberzutreten. Vorurteile haben immer auch mit Ängsten zu tun; versuchen Sie zu verstehen, was genau Sie befürchten und wovor Sie Angst haben. Wie realistisch sind diese Befürchtungen? Kann das wirklich geschehen, was Sie befürchten? Versuchen Sie, sich Informationen zu beschaffen, um ihre Befürchtungen zu überprüfen. Wenn Sie bereit sind, Neues zu lernen über die Krankheit, ihre Behandlung, ihren Angehörigen und ihre Beziehung, werden Sie schließlich auch über sich selbst etwas erfahren.

Umgang mit Vorurteilen

Angehörige erzählen im Rückblick, dass sie einen Lernprozess durchlaufen haben. Eigene Vorurteile, die mit dem Thema Depression verknüpft sind, wurden in diesem Prozess überprüft und aufgegeben. Doch ein Vorurteil kann man nicht einfach ablegen wie ein Kleidungsstück, das nicht mehr passt. Vor allem können Sie es nicht einfach den anderen wegnehmen, die es weiterhin pflegen und weitertragen. Albert Einstein klagte, es sei leichter, ein Atom als ein Vorurteil zu zerstören. Tun Sie also, was Sie tun können:

TIPP Informieren Sie sich gut und überlegen Sie genau, wem Sie sich mitteilen.

Es ist schwierig, abzuwägen, wann Sie sich ohne Nachteil offenbaren können und wann Sie sich besser zurückziehen. Immer wieder werden Sie sich fragen: »Eröffnen oder nicht eröffnen; sagen oder nicht sagen; rauslassen oder nicht rauslassen; lügen oder nicht lügen; und in jedem Fall, wem, wie, wann und wo.« (Goffman 1999, S. 56) Führen Sie sich vor Augen, dass Sie mit dieser Aufgabe nicht allein sind und Zuspruch und Verständnis nur erfahren können, wenn Sie sich jemandem anvertrauen.

Ein sicherer Ort sind Beratungsstellen und Selbsthilfegruppen. Die Menschen dort haben Erfahrung, nicht nur mit der Krankheit selbst, sondern auch im Umgang mit Vorurteilen. Meist ist es danach einfacher, sich auch im privaten Umfeld zu öffnen. Dabei wird es sicher auch Enttäuschungen geben und Sie werden auch auf Unverständnis stoßen. Mit der Zeit werden Sie wissen, wem Sie wie viel anvertrauen können, und Ihr eigenes Unterstützungsnetz knüpfen. Seien Sie zuversichtlich. In Krisensituationen zeigt sich auch, wie belastbar Ihre engen Beziehungen sind, wer für Sie da sein kann und wer ohne Vorurteil zuzuhören vermag. Vielleicht wird der Kreis kleiner, aber dadurch mitunter enger und wertvoller.

Ist ein Angehöriger depressiv erkrankt, dann müssen Sie sich unter Umständen von einer ganzen Reihe von Dingen verabschieden – im besten Falle nur für eine Zeit, im schlimmsten für immer. Alles Vertraute bricht zunächst ein: der Alltag, die Beziehungen, die Gespräche mit dem Kranken, das Familienleben – alles wird durch die Depression überschattet, verdunkelt, verändert. In all diesen Bereichen werden Sie unter Umständen Verluste erleben: Sie verlieren Ihren Alltag miteinander; Sie verlieren Freunde, die in dieser Situation – aus welchen Gründen auch immer – nicht zu Ihnen stehen können; Sie verlieren Ihre gewohnten Abläufe und Erwartungen an den anderen. Vielleicht müssen Sie sich von einem gemeinsamen Lebensentwurf verabschieden, der so nicht mehr lebbar ist. Manchmal wird der depressive Mensch wie ein Fremder erlebt. Nicht wenige Angehörige haben das Gefühl, den vertrauten Partner verloren zu haben. In der Krankheit wird der Kranke vielleicht unberechenbar für Sie, sein Verhalten für Sie nicht mehr einsichtig oder vorhersehbar: Er sieht Dinge negativ, die er sonst positiv gesehen hat; er lehnt ab, was ihm sonst gefallen hat.

Diese Zurückweisungen gilt es auszuhalten und Sie sind vielleicht traurig darüber, dass die Dinge nicht mehr so sind, wie sie einmal waren oder sein sollten.

Ohne Abschied kein Neubeginn

Trauern bedeutet Abschiednehmen und ist immer schmerzhaft. Manchmal wollen wir uns schmerzhaften Gefühlen nicht stellen und haben im Laufe des Lebens eine Reihe von Strategien zu ihrer Abwehr entwickelt. Das kann zu viel Arbeit sein, zu viel Alkohol, immer unterwegs sein oder mehr für andere da zu sein statt für sich selbst.

Ohne Abschied jedoch gibt es auch keinen Neubeginn. Betäuben Sie den Schmerz nicht und schweifen Sie auch nicht allzu oft ab in »gute alte Zeiten« oder eine vermeintlich rosige Zukunft, sondern nehmen Sie Ihre jetzige Situation ganz bewusst wahr. Dieser Tag ist Ihr Leben. Wenn Sie Ihren Tag ganz bewusst wahrnehmen, dann werden Sie wissen, was Ihr Leben momentan ausmacht. Sie werden sich fragen: Ist es das, was ich wollte? Was vermisse ich? Was brauche ich?

Wenn Sie sich diesen Fragen nähern, dann wird vielleicht Trauer in Ihnen wach. Ihnen fällt wieder ein, wie Ihr Leben eigentlich sein sollte, was Sie sich gewünscht haben: für die Familie, den Partner, die Zukunft. All das kann einen Sog schmerzhafter Gefühle auslösen, dem Sie bisher vielleicht mit Hektik und Aktivität ausgewichen sind. Dennoch war er immer da – der Teil in Ihnen, der trauern möchte über die Verluste, die Sie erleben.

Es ist wichtig, sich einmal zu vergegenwärtigen, was Sie momentan am meisten belastet und worunter Sie momentan am meisten leiden. Halten Sie einen Moment inne und nehmen Sie Ihren Schmerz wahr. Akzeptieren Sie, dass Sie eine Last tragen, dass es Dinge zu betrauern gibt und dass Sie vielleicht nie da sein wollten, wo Sie jetzt sind. Vielleicht ist Ihre Reaktion auch eine andere und Sie sind von Stolz und Freude erfüllt, weil Sie sehen, was Sie schaffen und täglich meistern. Oder Sie sind wütend über das, was Ihnen zugemutet wird. Vielleicht spüren Sie auch Leere, Kraftlosigkeit, Hoffnungslosigkeit und Resignation, weil alles so ist, wie es ist, und nicht zu ändern. Nehmen Sie einfach wahr, was Sie als Erstes oder Eindringlichstes spüren. Trauern kann mit vielen Gefühlen verbunden sein.

Viele depressiv Erkrankte, aber auch ihre Angehörigen betrachten die Depression als eine Art Markierung in ihrem Leben: Es gibt eine Zeit davor und eine Zeit danach, eine Zeit ohne und eine Zeit mit der Erkrankung. Wenn Sie momentan in der Zeit mit der Erkrankung leben, dann akzeptieren Sie dies und bauen Sie darauf, dass auch wieder andere Zeiten kommen werden. Für einen Neubeginn aber brauchen Sie auch einen Abschied, also eine Zeit des Trauerns.

Trauer zulassen

Trauern wird manchmal mit einer depressiven Entwicklung gleichgesetzt, so als dürfe man keine unguten und schmerzhaften Gefühle mehr haben oder als müsse etwas mit einem selbst nicht in Ordnung sein, wenn man sie denn hat. Angehörige haben überdies stets die depressive Stimmung des Kranken vor Augen und fürchten selbst nichts mehr, als in eine solche hineinzugeraten. Andere sehen sich als den gesunden Gegenpol, der immer gut aufgelegt sein sollte und versuchen muss, den anderen aus der depressiven Stimmung zu reißen. Wie fatal wäre es da, selbst in so einen Strudel zu geraten. Viele Angehörige sind pausenlos für andere da. Sie sind die ersten, die zur Arbeit kommen, und die letzten, die gehen. Sie nehmen zusätzliche Aufgaben an, sind immer in Bewegung, denn in der Ruhe liegt der Schmerz und nicht die Kraft. Wenn Sie jedoch aufhören, gegen den Schmerz zu kämpfen und ihn einmal gewähren lassen, werden Sie vielleicht eine große Erleichterung spüren: So schlimm ist es gar nicht. Oder überrascht sein, wie beladen Sie wirklich sind.

Warten Sie nicht, bis Ihr Körper die Notbremse zieht und Sie zur Ruhe zwingt, spüren Sie immer wieder in Ihrem Alltag ganz bewusst und genau: Wie geht es mir jetzt gerade? Was brauche ich, was würde mir guttun? Was würde den Schmerz erträglicher machen? Ein Anruf, die Stimme einer Freundin, ein warmes Bad, eine Tasse Tee, ein Spaziergang, eine bestimmte Musik? Wir können unsere Stimmungen gezielt beeinflussen. Sie müssen also nicht immer weiter abstürzen, nur weil Sie Ihrem Schmerz etwas Raum geben. Wenn Sie weinen müssen, dann weinen Sie. Es wird wieder vorübergehen. Sorgen Sie sich nicht, dass es Ihnen immer so schlecht gehen wird. Meist vergeht der Schmerz wieder, wenn Sie sich darüber klar werden, woher er kommt und was Sie betrauern.

Ärger und Aggressivität als Ausdruck von Verzweiflung

Wenn Sie Bilanz ziehen, fragen Sie sich vielleicht auch: »Warum gerade ich?« Möglicherweise spüren Sie sogar Wut – über die Umstände, gegen den Kranken, auf sich selbst. Gerade Ärger und Aggressivität gegenüber dem Kranken sind jedoch häufig tabuisiert. Einem Kranken gegenüber darf man schließlich nur Mitleid empfinden, nicht Wut (siehe das Kapitel »Grenzen setzen«). Doch wenn die eigene Verzweiflung und Verletzbarkeit nicht angenommen werden, kann es unter Umständen aus der Hilflosigkeit heraus sogar zu gewaltsamen Ausbrüchen kommen.

BEISPIEL Ein Angehöriger erzählt beschämt, dass er in seiner Verzweiflung schon einmal versucht hat, seine depressive Frau regelrecht aus dem Bett zu prügeln, damit sie endlich aufsteht. Ähnliches schreibt eine Autorin über das Zusammenleben mit ihrem depressiven Mann: »Ich sehe mich mehr und mehr außerstande, Jans Krankheitszustände mit Gelassenheit verständnisvoll hinzunehmen. Ich fange an durchzudrehen. Versuche, ihn mit Gewalt buchstäblich aus dem Bett zu reißen, zerre an ihm, benehme mich wie eine wütende Furie ... Ich hasse mich für meine Unbeherrschtheit.« (HOLTZ 1994, S. 69) ■

Schnell entsteht dann ein Kreislauf aus Verzweiflung, Verärgerung und Scham. Lassen Sie es nicht so weit kommen, beugen Sie vor und nehmen Sie bewusst wahr, was Sie fühlen und wie es Ihnen geht. Wenn Sie sich belastet und überfordert fühlen, dann sind Sie nicht allein. Angehörige schildern immer wieder Phasen, in denen sie sich am Ende ihrer Kraft fühlen und nicht wissen, was sie tun können (siehe das Kapitel »Gefordert, nicht überfordert sein«). Eine Angehörige schildert beispielsweise zunehmende körperliche Beschwerden, Unkonzentriertheit, Schlafstörungen Stimmungsschwankungen und Aggressivität. Sie erlebt einen Druck, der auf ihr lastet und sie nicht zur Ruhe kommen lässt. Sie ist befremdet von ihren eigenen aggressiven Ausbrüchen und ihrer Unbeherrschtheit – ganz so wie es die Autorin des Buches oben beschreibt.

Wenn die eigene Verletzlichkeit, Dünnhäutigkeit und Betroffenheit unerträglich werden, werden sie manchmal mit einem betont forschen bis aggressiven Auftreten überspielt – nicht nur gegenüber dem Kranken, sondern auch gegenüber anderen. »Es kommt dann dahin,« sagt ein Angehöriger, »dass man, um sich selbst zu schützen, weil man so dünnhäutig ist, nach außen hin ziemlich aggressiv ist. Und so bin ich aggressiv Leuten gegenüber, die es eigentlich gar nicht verdient haben.«

Manchmal ist es nicht eine offene Aggressivität, sondern ein andauernder gereizter Unterton, der Sie vielleicht selbst überrascht und den Sie so an sich nicht kennen. Wenn sich Ärger und Trauer vermischen, dann führen sie häufig zu einem eher allgemeinen Klagen und einer Atmosphäre der Vorwürfe und enttäuschten Erwartungen. Auch die gereizte Stimmung verschärft die bereits vorhandenen Spannungen und Kommunikationsprobleme mit dem depressiven Familienmitglied.

Wenn Sie spüren, dass Sie Ihrem kranken Angehörigen oder anderen gegenüber zunehmend gereizter und aggressiver werden, dann halten Sie inne. Wut und Verärgerung können ein Zeichen sein, dass eine Grenze erreicht ist, dass das »Fass zum Überlaufen voll ist« und Sie Hilfe suchen müssen.

Etwas in Ihnen sagt quasi: »Bis hierhin und nicht weiter.« Nehmen Sie Ihre Gefühle ernst, sprechen Sie sich aus und sorgen Sie für Entlastung (siehe das Kapitel »Bei Bedarf Hilfe holen«).

Gefühle als Kompass

Gefühle wahrzunehmen und ernst zu nehmen setzt voraus, sich eine kleine Auszeit aus den alltäglichen Aufgaben zu gestatten. Vielleicht fällt Ihnen das schwer, weil so viel zu entscheiden und zu tun ist, gerade jetzt, wo Ihr Angehöriger bei Hausarbeit und Kindererziehung »ausgefallen« ist. Ihre Gedanken kreisen um das, was noch zu tun ist, Sie machen sich beständig Sorgen, ob Sie an alles gedacht haben und wie sie das alles schaffen sollen. Ein stetes Sichsorgen und gedankliches Kreisen um etwas hält gleichzeitig die damit verbundenen Gefühle in Schach, lässt sie nicht zu nah herankommen. Damit halten Sie jedoch nicht nur die unter Umständen schmerzhaften und unangenehmen Gefühle auf

Distanz, sondern auch eine mögliche Lösung. Wenn wir nicht auf unsere Gefühle achten, sind wir gewissermaßen orientierungslos oder wir laufen in eine Richtung, die von anderen bestimmt wird. Seien Sie also mutig und nehmen Sie wahr, was Sie fühlen. Unsere Gefühle sind unser zuverlässigster Kompass. Ziehen Sie erst dann Ihre Schlussfolgerungen, wenn Sie wissen, wohin Ihre Nadel zeigt. Überlegen Sie erst dann, was zu tun ist.

Gefühle können uns überwältigen. Wir haben keine Kontrolle über sie, sie kommen auch, wenn wir sie nicht erwarten. Wir sind ungewollt zu Tränen gerührt oder gelähmt vor Angst. Gefühle können sowohl angenehm sein, z. B. Freude, sowie unangenehm, z. B. Ekel. Sie werden von körperlichen Reaktionen begleitet. Wenn wir uns freuen, spüren wir, wie unser Herz schneller schlägt. Manchmal können wir gar nicht genau sagen, was mit uns passiert. Wir spüren zum Beispiel einen Kloß im Hals, ein komisches Gefühl im Bauch oder eine Unruhe, die den ganzen Körper erfasst. Wenn wir uns Sorgen machen, sind wir vielleicht angespannt, nervös, fühlen uns bedroht oder eingeschüchtert. Die Muskeln sind angespannt, wir haben einen ängstlichen Gesichtsausdruck.

Gefühle werden so auch für andere wahrnehmbar. Wir überprüfen automatisch, ob unser Gegenüber uns mag oder ablehnt, uns versteht oder mit den Gedanken nicht bei uns ist, ärgerlich oder wohlwollend ist. Grundemotionen wie Freude, Ekel, Wut, Überraschung und Trauer werden überall auf der Welt erkannt, auch wenn der Ausdruck und das Erleben von Gefühlen sozial und kulturell gefärbt sind und sich auch zwischen Männern und Frauen unterscheiden.

Mit jeder Emotion ist eine Bewertung der Situation verbunden, die ihrerseits einen bestimmten Handlungsimpuls auslöst. Angst signalisiert, dass wir aufpassen müssen und uns auf eine Flucht vorbereiten sollten. Solche emotionalen Bewertungen laufen unmittelbar ab, bevor wir überhaupt einen klaren Gedanken fassen. Das liegt unter anderem daran, dass Hirnregionen aktiviert sind, zum Beispiel die Amygdala, die unabhängig vom Kortex reagieren. Das Gefühl steuert dann die Handlungen, bevor der Verstand es tut. Das ist biologisch sinnvoll. Wenn wir im Wald einen Stock versehentlich als Schlange wahrnehmen, spüren wir Angst und sind zur Flucht bereit. Das passiert automatisch und sehr schnell. Diese emotionale Reaktion ist notwendig für unser Überleben, denn wenn es sich tatsächlich um eine Schlange handelt, ist es sinnvoller, sofort zu reagieren, als stehen zu bleiben und die Gefahr abzuwägen.

Emotionen sind weiterhin Informationen darüber, was wir brauchen. Wenn wir uns ängstlich fühlen, brauchen wir Sicherheit, Trost, Zuspruch oder Beruhigung. Nehmen Sie also wahr, was Sie fühlen in Bezug auf Ihre momentane Lebenssituation – auch, wenn es wehtut. Das Gefühl zeigt Ihnen, was Sie brauchen. Wenn Sie Ihre Gefühle wahrnehmen, dann werden Sie auch wissen, was Sie tun müssen (siehe das Kapitel »Bei Bedarf Hilfe holen«).

Ähnlich wie wir unsere Beobachtungsfähigkeit allgemein schulen können, können wir auch unsere Fähigkeit schulen, Gefühle wahrzunehmen, sie auszudrücken und mit ihnen umzugehen. Diese Fähigkeit wurde auch als emotionale Intelligenz beschrieben. Dabei geht es weder darum, Gefühle blind auszuleben, noch darum, eine kühle Fassade zu bewahren. Vielmehr geht es darum, Gefühle wahrzunehmen und die Signale zu verstehen, welche uns die Gefühle geben.

Die eigenen Gefühle und die anderer wahrzunehmen, zu differenzieren, auszudrücken und als leitend für unser Handeln zu nutzen, ist eine komplexe Aufgabe. Sie gelingt, wie alle schwierigen Dinge, selten auf Anhieb und braucht in der Regel Vorbereitung und Übung. Schulen Sie zunächst einmal Ihre Sinne, denn sie sind es, die Ihnen Gefühle vermitteln. Auch hierfür ist es wichtig, sich Zeit und Muße zu nehmen, ähnlich wie bei der Kaffee-Übung, die Sie schon kennen. Verweilen Sie ganz bewusst bei den guten und angenehmen Momenten, und nehmen Sie wahr, wie sie sich anfühlen. Versuchen Sie, so viele Sinne wie möglich einzubeziehen: Was sehen Sie? Was tun Sie gerade? Wie bewegen Sie sich? Wo sind Sie? Was spüren Sie? Was hören Sie? Gibt es einen bestimmten Geruch oder Duft, den sie wahrnehmen?

Jeder Mensch hat einen besonders ausgeprägten Sinn, er nimmt die Welt also zum Beispiel mehr sehend oder mehr spürend wahr. Manchmal äußert sich das auch in der Wortwahl, wenn wir zum Beispiel ganz allgemein sagen: Das sieht gut aus, das hört sich gut an, oder: das fühlt sich gut an. Vielleicht merken Sie, dass einer der Sätze Ihnen geläufiger ist, dass Sie ihn häufiger benutzen. Versuchen Sie herauszubekommen, welcher Sinn bei Ihnen besonders ausgeprägt ist, mit welchem Sinn Sie die Welt am schnellsten erfassen. Wenn Sie eine Vermutung haben, dann achten Sie in Ihrer Wahrnehmung einmal ganz bewusst darauf, welche Informationen Ihnen am leichtesten zugänglich sind.

Als Erwachsene müssen wir manchmal recht mühsam wieder lernen, was wir als Kinder ganz selbstverständlich konnten: nämlich im jeweiligen Augenblick konzentriert und staunend wahrzunehmen. Gehen Sie auch so mit Ihren eigenen Gefühlen um: Seien Sie aufmerksam und staunen Sie vielleicht auch darüber, was Sie bewegt.

Manchmal kann es hilfreich sein, ganz bewusst die Sinne zu schulen, so wie Sie vielleicht eine Fremdsprache lernen würden. Sie beginnen dort auch nicht mit einer ausgefeilten und schwierigen Konversation, ja, nicht einmal mit vollständigen Sätzen, sondern mit einzelnen Wörtern. Bevor Sie sich also in das gesamte Stimmengewirr Ihrer Gefühle stürzen, versuchen Sie, einzelne davon herauszuhören. Ähnlich wie in einem Sprachkurs ist es dabei hilfreich, regelmäßig zu üben.

Halten Sie wenigstens einmal am Tag inne und versuchen Sie wahrzunehmen, wie es Ihnen in diesem Moment geht. Fühlt es sich leicht oder schwer an? Wo genau? Haben Sie einen verspannten Nacken oder fühlt sich Ihr Rücken frei und stark an? Stehen Sie mit beiden Beinen auf dem Boden und können Sie ihn fühlen? Vielleicht haben Sie auch Lust, kurz die Augen zu schließen. Möglicherweise kommen Ihnen unwillkürlich die Tränen, Sie spüren ein dumpfes Gefühl in der Magengegend, oder auch gar nichts. Nehmen Sie wahr, was immer es ist. Versuchen Sie, die Signale Ihres Körpers zu spüren, auch wenn sich ein anderes Gefühl davorschiebt, ein Erschrecken zum Beispiel oder auch Angst.

Gefühle aushalten, Bedürfnisse annehmen

Es sind vor allem unangenehme Gefühle, wie Traurigkeit oder Wut, die für viele schwer wahrnehmbar sind, sich aber in gereizter Stimmung dennoch bemerkbar machen. Wird beiden Gefühlen Raum gegeben, kommt oftmals ein produktiver Prozess in Gang. Der erste Schritt hierzu ist jedoch das Fühlen selbst, das Wahrnehmen dessen, was Sie momentan bewegt. Achten Sie auf Ihre Körpersignale, denn Gefühle sind körperlich gebunden. Wir haben Wut im Bauch, einen Kloß im Hals oder fühlen uns leer.

Jeder wird etwas anderes spüren und anders reagieren. Die Tränen mögen bei dem einen schneller fließen als bei dem anderen. Manchmal ist es auch einfacher, Wut zu empfinden, als sich verletzt zu fühlen. In diesen Fällen ermöglichen erst der Ausdruck und das Erleben von Ärger den Zugang zu den Verletzungen und der Traurigkeit. Was immer also in Ihnen ist, es ist ein Wegweiser hin zu den tieferen Gefühlen und Bedürfnissen und damit hin zu einem Ausweg aus Ihrer Situation.

Wenn Sie sich als Angehöriger in den Gesprächen mit dem Kranken verlassen und einsam fühlen, dann sehnen Sie sich vielleicht nach Kontakt, Nähe und Austausch, nach einem Menschen, der auch Ihnen wieder zuhört. Sie müssen sich dann überlegen, von wem Sie dies vielleicht bekommen können. Wenn Sie die Stimmung zu Hause als bedrückt und eintönig erleben, dann wünschen Sie sich vielleicht die Erlaubnis, neben aller Schwere auch wieder einmal ausgelassen sein zu dürfen. Die nächste Einladung zu einer Feier sollten Sie dann annehmen und ohne schlechtes Gewissen alleine hingehen.

Familienangehörige sollten wissen, dass ihnen eigene Bedürfnisse gestattet sind, mehr noch, dass sie ein Recht haben, diese erfüllt zu sehen und etwas dafür zu tun. Wenn Sie Ihren eigenen Wünschen folgen, werden Sie feststellen, dass nicht alles von dem Kranken abhängt. Fragen Sie sich zum Beispiel, wie sich Ihr Leben verändern würde, wenn der andere gesund wäre. Was würden Sie tun, was jetzt nicht geht?

Vielleicht hilft es Ihnen schon, aufmerksamer zu sein dafür, welche Musik, welches Buch, welche Worte Sie momentan besonders erreichen und berühren. Suchen Sie einfach einmal die Musik, die Sie im Moment am meisten anspricht, spielen Sie eine CD ab und lassen Sie die Bilder und Gedanken dazukommen. Vielleicht haben Sie auch eine bestimmte Melodie oder einen Liedtext im Ohr, weil Sie sie im Radio am Morgen oder zwischendurch beim Autofahren oder in der U-Bahn gehört haben. Nehmen Sie diese einfach wahr. Wenn wir uns zu angestrengt fragen, was fühle ich jetzt, dann verfliegt das Gefühl meist schnell, weil wir gedanklich das passende Wort suchen und damit schon wieder im Kopf sind statt im Bauch. Sie müssen Ihre Gefühle auch gar nicht benennen. Es geht eher darum, das gesamte Spektrum an Gefühlen, das sie erleben, zuzulassen und anzunehmen.

Gerade Angehörige registrieren häufig nur einen Bruchteil dessen, was in ihnen vor sich geht. Sie sind zu beschäftigt, funktionieren wie eine aufgezogene Uhr und fallen abends müde ins Bett. Vielleicht sagen Sie auch, wenn ich zu sehr nach Innen schaue, dann geht es mir noch schlechter, da lenke ich mich lieber ab. Doch es hat alles seine Berechtigung und seine Zeit. Innere Ruhe, Ausgeglichenheit und Zufriedenheit sind nur im Einklang mit unserer Gefühlswelt zu finden, weichen Sie Ihren Gefühlen daher nicht aus. Es kostet Kraft, sich ihnen zu stellen, aber denken Sie immer daran, dass es Sie langfristig mehr Kraft kosten wird, wenn Sie sich ihnen nicht stellen. Gefühle sind immer da und es kann mit großer Erleichterung verbunden sein, wenn sie endlich gehört werden.

Auch Trauer und Tränen erleichtern. Häufig entsteht aus dem Zulassen von Trauer etwas Neues, so als würden Sie mit den Tränen tatsächlich etwas herausspülen: die enttäuschten Erwartungen, die Last, die ungeklärten Fragen. Sie werden eine klarere Sicht auf die Dinge haben. Zugang zu den Gefühlen und den ihnen zugrunde liegenden Bedürfnissen kann schließlich zu einer konstruktiven Auseinandersetzung mit der Erkrankung und zu einem befriedigenden Umgang mit dem Erkrankten führen. Erst wenn die Verluste durch die Krankheit anerkannt und betrauert werden, können eingefahrene Muster verändert werden. Manchmal entsteht eine völlig neue Sicht auf die Welt und das Leben, in dem Sie zu Hause sind. Inge Jens sagt über die Depression ihres Mannes: »Wie sehr es dem normalen Leben eine Tiefendimension verleiht, das habe ich erst erfahren, als die Krankheit uns betraf. Und da, das muss ich bekennen, fand ich es schrecklich, aber auch spannend.« (Schweitzer u. Streeck 2001, S. 522).

Schuld- und Schamgefühle können die Auseinandersetzung mit der Erkrankung behindern und den Trauerprozess nahezu unterbrechen. Die Frage nach den Ursachen einer Depression wird dann zum zermürbenden Thema, über das Angehörige immer wieder grübeln. Sie fragen sich, welchen Anteil sie an der Entwicklung und Aufrechterhaltung der Krankheit haben. Die Vielfalt und Komplexität der Entstehungsbedingungen lässt Platz für Spekulationen, Selbstvorwürfe, Anklagen und Schuldgefühle. Wenn Ihr Kind erkrankt ist, dann machen Sie sich vielleicht diese Sorgen: Ist es vererbbar? Habe ich etwas übersehen, in der Erziehung falsch gemacht, mit meinem Verhalten erst hervorgebracht? Wenn Ihr Partner wegen Depression in Behandlung ist, machen Sie sich vielleicht Gedanken, womit Sie ihn frustriert haben, warum er sich zurückzieht und nicht mehr mit Ihnen spricht.

Schuldgefühle von Kindern

Sogar Kinder depressiver Eltern leiden unter Schuldgefühlen, fühlen sich verantwortlich für die Stimmungen und Handlungen des kranken Elternteils. Kinder reagieren sensibel auf die Stimmungen der anderen und können nicht verstehen, warum der Kranke unbeständig in seiner Zuwendung ist und zeitweise vollkommen unerreichbar oder ungerecht. Sie beziehen es schnell auf sich, wenn der Kranke nicht ansprechbar ist, und grübeln darüber nach, womit sie ihn vielleicht enttäuscht haben. Sie suchen den Grund dafür zuerst bei sich selbst und strengen sich noch mehr an, dem kranken Elternteil zu gefallen. Sie lernen so, dass Zuwendung verdient werden muss und dennoch unvorhersehbar bleibt. Das kann für ihre Bindungsfähigkeit und ihre späteren engen Beziehungen negative Auswirkungen haben.

Depression in der Familie ist für Kinder besonders belastend, wenn sie keinen Ansprechpartner haben, der ausgleicht und Rückzug und Stimmungsschwankungen erklärt.

TIPP **Gehen Sie offen mit der veränderten Situation um, machen Sie Ihren Kindern deutlich, dass die Depression eine Krankheit ist, die nichts mit ihnen zu tun hat. Sagen Sie auch, dass Sie und der Kranke sich kümmern und gemeinsam mit einem Arzt oder einer Psychologin dafür sorgen wollen, dass die Situation wieder besser wird.**

Damit zeigen Sie, dass die Verantwortung nicht bei dem Kind liegt. Gleichzeitig geben Sie ihm Hoffnung, dass die Zeiten wieder besser werden.

Beziehungsprobleme und Depression

Als Partnerin oder Partner eines an Depression erkrankten Menschen machen Sie sich vielleicht Vorwürfe und fragen sich, ob die Art der Beziehung, die Sie mit dem Kranken gelebt haben, die depressive Entwicklung begünstigt hat.

BEISPIEL Eine Partnerin meinte, dass die Sprachlosigkeit in ihrer Ehe nicht nur Ausdruck war für die zunehmende Entfremdung beider Partner, sondern auch eine Ursache der Erkrankung. Manchmal hatten beide tagelang kein Wort miteinander gewechselt. Erst nachdem ihr Mann wegen Depression behandelt wurde, begann sie, über die von beiden empfundene Einsamkeit in der Beziehung nachzudenken. Als ein Zeichen der Besserung der Krankheit sah sie es dann auch an, dass beide mehr miteinander sprachen, Zeiten des Schweigens nicht mehr so lang oder so eisig waren. ■

Die Sprachlosigkeit in der Beziehung zum Kranken wird oft von Angehörigen beklagt. Vielleicht ziehen Sie sich selbst auch zurück, wenn Sie nicht wissen, was Sie sagen sollen oder worüber es sich noch lohnt, sich auszutauschen. Sprachlosigkeit kann sehr beredt sein und viele Facetten haben. Sie kann kalt, eisig und ablehnend sein. Sie kann vorsichtig, tastend, fragend und suchend sein. Sie kann brodelnd und hitzig sein, eine dünne Schicht über dem Vulkan. Schauen Sie einfach, was auf Sie am ehesten zutrifft, wenn Ihnen die Worte fehlen oder Sie dem Kranken aus dem Weg gehen.

Der Zusammenhang zwischen der Depression eines Partners und Beziehungsproblemen ist hinreichend belegt. Jenseits von Schuld und Selbstvorwürfen lohnt es sich daher einmal zu schauen, ob es ein Verhalten Ihrerseits gibt, dass vielleicht in die Depression hineinspielt. Oft sind es die kleinen Spitzen in der Kommunikation, durch die der andere sich abgewertet oder bloßgestellt fühlt. In der Depression sind Menschen ohnehin sehr anfällig dafür, in jedem Kommentar eine Kritik zu hören und ihrerseits feindselig zu reagieren. Die Spirale der gegenseitigen Zuschreibungen wird dann manchmal ohne Worte weitergeführt in oben benanntem beredtem Schweigen (siehe das Kapitel »Grenzen setzen«).

Manchmal geht die Hinterfragung der Vergangenheit so weit, dass sich Angehörige Vorwürfe machen, mit dem Kranken überhaupt eine Beziehung eingegangen zu sein. In einer Fragebogenuntersuchung gab mehr als die Hälfte der Befragten an, sie hätten den Kranken nicht geheiratet, wenn sie um das Ausmaß der Probleme für sich und die Familie gewusst hätten

(TARGUM u.a. 1981). Vielleicht ist es tröstlich zu wissen, dass Sie mit diesen Gedanken nicht allein sind. Ja, im Gegenteil, dass es sogar den meisten Angehörigen so geht, vor allem, wenn sie immer wieder erneut depressive Phasen miterleben.

Selbstvorwürfe und Schuldgefühle

Vielleicht werden Sie von Sorgen und Selbstzweifeln zeitweise um Ihren Schlaf gebracht (siehe das Kapitel »Weniger Sorgen, mehr Sicherheit«). Achten Sie einmal darauf, was Sie zu sich selbst sagen in diesen Momenten. Selbstvorwürfe und Schuldgefühle treten oftmals in den vielen »Hätte«, »Sollte« und »Wäre« hervor, die sich in Ihre Selbstgespräche mischen. Sind Ihnen solche Sätze vertraut? Vielleicht schreiben Sie einige davon einfach nieder. Dann können Sie diese genauer ansehen.

Einige Angehörige bilanzieren ihr eigenes Verhalten und versuchen zu ergründen, ob es einen Hinweis auf eine Mitschuld an der Krankheit geben könnte. Besonders Eltern machen sich Vorwürfe, aber auch Ehepartner. Ein Partner zum Beispiel erinnerte sich an Vorwürfe, die er seiner Frau gemacht hatte, die Familie zu vernachlässigen, da sie in seinen Augen zu viel Zeit im Büro verbrachte. Er glaubte nun, damit zur Depression seiner Frau beigetragen zu haben, und bedauerte sein Verhalten und seine Forderungen. In einer anderen Familie hat erst die Erkrankung des Sohnes Anstoß gegeben, über das Zusammenleben und die Beziehung nachzudenken. Die unterschiedlichen Erwartungen der Eltern und deren Kommunikation untereinander wurden nun Thema.

Prinzipiell ist jedes »Hätte«, »Sollte« und »Wäre« natürlich hinfällig, da Sie die Zeit nicht zurückdrehen können. Akzeptieren Sie, dass sich die Dinge so entwickelt haben, wie sie sind. Sie hatten Ihre Gründe zu handeln, wie Sie gehandelt haben. Rufen Sie sich diese in Erinnerung. Wenn Sie sich selbst Vorwürfe machen – welcher Art auch immer –, dann fragen Sie sich einmal, wie es wäre, wenn Ihnen eine andere Person diese Vorwürfe machen würde. Wie würden Sie dann reagieren? Was hätten Sie zu Ihrer Verteidigung vorzubringen? Welche Erklärungen, welche Informationen könnten Sie angeben? Oder würden Sie sich jede Einmischung verbitten nach dem Motto: Ich habe mir nichts vorzuwerfen und nichts zu erklären. Es ist, wie es ist.

Können Sie sich gut Ihrer eigenen Vorwürfe und Angriffe erwehren, dann ist das eine gesunde Reaktion. Das heißt nicht, dass Sie um jeden Preis weitermachen sollten wie bisher – Verhaltens- und Kommunikationsänderungen können durchaus sinnvoll sein –, aber lassen Sie auch Erklärungen für das eigene Verhalten zu, akzeptieren Sie, was geschehen ist. Was von heute aus als Fehler erscheint, war damals ohne Kenntnis der Folgen vielleicht als solcher gar nicht zu erkennen. So oder so, Sie können das Geschehene nicht rückgängig machen. Sie müssen sich der jetzigen Situation stellen und Ihre Entscheidungen neu treffen; es kommt auf die Konsequenzen an, die Sie heute ziehen. Selbstvorwürfe helfen weder Ihnen noch dem Angehörigen.

Schuld und Scham sind eng gekoppelt mit Gefühlen der Wertlosigkeit und Inkompetenz der eigenen Person. Wer sich selbst als schwach, unfähig und kraftlos erlebt, der ist auch nicht handlungsfähig, sondern läuft selbst Gefahr, depressiv zu werden. Es ist daher wichtig, möglichst frühzeitig gegen Schuld- und Schamgefühle anzugehen, den Blick nicht nur auf die Vergangenheit zu richten, sondern nach vorne, auf das, was Sie tun können.

Angehörige, die in dem Kreislauf von Schuld und Scham gefangen sind, sind sehr kritisch sich selbst, ihren Gefühlen und ihren Handlungen gegenüber. Dies kann besonders destruktiv wirken, wenn Sie das Gefühl haben, dass alle Ihre Bemühungen ins Leere laufen, dass es gleichgültig ist, ob Sie da sind und was Sie tun. Dieses Gefühl der Hilflosigkeit ist besonders stark, wenn der Kranke Gedanken an den eigenen Tod hat und das Leben nicht mehr lebenswert findet. Da damit auch das Leben mit Ihnen gemeint ist, liegt es nahe, den Rückzug des Kranken, seine Antriebslosigkeit und Suizidgedanken auf sich zu beziehen, sich zu fragen, was Sie wohl falsch gemacht oder Falsches gesagt haben. Doch da die Stimmungen des Kranken unvorhersehbar und auch sehr wechselhaft sind, werden Sie keine klare Antwort finden.

Vor allem dürfen Sie nicht erwarten, dass der Kranke Sie von Schuldgefühlen freispricht. Es kann ganz im Gegenteil auch Kritik und Feindseligkeit von ihm ausgehen. Da er in der Depression alles auf sich bezieht und negativ deutet, folgt daraus häufig eine ablehnende Haltung, ein Rückzug oder ein Angriff. In Untersuchungen hat man zum Beispiel festgestellt, dass depressive Menschen feindseliger sind als Nichtdepressive. In Partnerschaften sind sie häufig kontrollierend, vorwurfsvoll und eifersüchtig, eher besitzergreifend und fordernd denn fürsorglich. Das wurde damit in Verbindung gebracht, dass Menschen in der Depression ein geringes Selbstwertgefühl haben. Sie haben viele Ängste und suchen immer wieder nach Selbstbestätigung und Rückversicherung, dass vor allem in nahen Beziehungen alles in Ordnung ist.

Vielleicht werden Sie als Angehöriger einer ganzen Reihe von aktuellen oder vergangenen »Vergehen« beschuldigt. Ein Angehöriger meinte, er notiere sich manchmal Vorwürfe seiner Frau, um später zu prüfen, ob es sich tatsächlich so zugetragen hat, wie sie es angibt. Andere Angehörige versuchen, sich nicht aus der Ruhe bringen zu lassen, die Vorwürfe an sich abprallen zu lassen oder sie gar nicht erst wahrzunehmen. Wie auch immer Sie reagieren, führen Sie sich vor Augen, dass die vorwurfsvolle und negative Haltung des Depressiven durchaus Teil der Krankheit sein kann. Erinnern Sie sich immer wieder einmal an andere Zeiten, die Sie mit dem Kranken erlebt haben. Schöpfen Sie Zuversicht daraus, dass es wieder so werden kann und die momentanen Spannungen sich legen werden.

Wenn der Kranke kein Wort mehr mit Ihnen wechselt, Sie keines Blickes würdigt, sich einschließt oder den halben Tag verschläft, gebeugt durchs Zimmer geht und über Kopfschmerzen klagt, dann ist alles, was er tut und sagt, im Grunde Klage. Es ist nicht verwunderlich, wenn Sie in diesen Momenten an sich selbst zweifeln und sich fragen, was Sie getan oder gesagt haben, ob Sie den Kranken gereizt haben oder in irgendeiner Weise an seinem Verhalten, seiner Stimmung schuld sein könnten. Es braucht Kraft und einen klaren Blick, um die Stimmungen des anderen nicht auf sich zu beziehen.

TIPP **Erkennen Sie, wenn Sie sich selbst Sorgen und Vorwürfe machen oder der Angehörige dies tut. Versuchen Sie, den Vorwürfen mit gesundem Menschenverstand zu begegnen, verschieben Sie Aussprachen besser auf später oder suchen Sie dafür einen neutralen Ort und eine neutrale Person auf.**

In gesunden Beziehungen beeinflussen wir uns wechselseitig, gute Laune ist ansteckend. Doch ebenso ist es bei getrübten Stimmungen. Wir erleiden die Stimmungen derjenigen mit, die uns etwas bedeuten, oder es beschäftigt uns zumindest, woher sie rühren und wie sie wieder besser werden können. Wir versuchen abzulenken, aufzuheitern, Anteil zu nehmen. All das versagt im Zusammenleben mit einem depressiven Menschen. Die Stimmungen, Ängste, Sorgen und das Verhalten des Kranken sind wie losgelöst von tatsächlichen Begebenheiten. Geringe Anlässe können enorme Stimmungsschwankungen hervorbringen, manchmal ist gar kein äußerer Anlass erkennbar. Es ist sehr schwer, sich immer wieder daran zu erinnern, dass Sie es mit den Anzeichen einer Depression zu tun haben, nicht mit einem normalen Zustand. Alles Aufheitern, Nachfragen, Anteilnehmen führt nicht weit. Im Gegenteil, Angehörige, die sich zu stark und zu lang engagieren, müssen nach einiger Zeit resignieren oder werden gar selbst depressiv. Ein Weg in diese Sackgasse läuft geradewegs über Schuldgefühle und Selbstvorwürfe. Rufen Sie sich immer wieder in Erinnerung, dass Sie mit einem depressiven Menschen leben und für die Zeit der Depression andere Regeln gelten. Sie können ihn nicht aufheitern oder seine wechselnden, dunklen Stimmungen verstehen. Sie sind dabei, haben aber trotzdem keinen Einfluss darauf.

Es gehört zu den schwierigsten Themen im Zusammenleben mit einem depressiven Menschen, diese Begrenztheit der eigenen Möglichkeiten zu akzeptieren.

Wenn der Kranke das Leben nicht als lebenswert betrachtet, meint er da nicht auch das Leben, das Sie mit ihm teilen? Bedeutet es nicht auch, dass Ihre Beziehung nicht stark genug ist, müssten Sie nicht Grund genug für ihn sein, weiterzuleben? Und was ist mit den Kindern, hat er an sie nicht gedacht? Solche und ähnliche Fragen beschäftigen Angehörige, wenn sie mit Suizidgedanken konfrontiert werden. Allein der Gedanke, Sie einfach zurückzulassen, kann als sehr kränkend empfunden werden. Vielleicht macht es Sie auch wütend, dass der andere gar nicht bedenkt, was er anderen in der Familie antun würde.

Mit diesen widerstreitenden Gefühlen sind Sie nicht allein. Auch nicht mit der Suche nach einer Strategie, um sich vor dem Schmerz, der Enttäuschung, der Sorge, der eigenen Hilflosigkeit zu schützen. Vielleicht reagieren Sie vorwurfsvoll oder zynisch, weil ein Suizid immer wieder angekündigt wird und Sie sich erpresst fühlen. Vielleicht sind Sie das Thema auch einfach leid.

Versuchen Sie, die Suizidgedanken nicht auf sich zu beziehen, gehen Sie davon aus, dass der Kranke Sie nicht verletzen will. Vielmehr kommen Sie in solchen Momenten gar nicht mehr im Denken, Fühlen und Leben des anderen vor – oder nur sehr verzerrt. Manche Menschen empfinden sich in der Depression als Last für andere und denken mitunter, dass es das Beste für alle wäre, es gäbe sie nicht mehr. Suizidgedanken müssen also nicht bedeuten: »Es gibt nichts, was mich hier noch hält, auch du nicht«, weil es in diesen Momenten kein Du mehr gibt. Und das gehört so zur Krankheit. Suizidgedanken sind ein Symptom der Depression. Sie zeigen, wie verzweifelt der Betreffende ist, weil er keinen anderen Ausweg mehr sieht.

Oftmals bekommen Angehörige auch erst im Nachhinein mit, dass der Depressive an Suizid gedacht hat, zum Beispiel wenn sie von Situationen erfahren, in denen er noch einmal umgekehrt ist.

BEISPIEL Als eine Angehörige erfuhr, dass ihr Mann schon auf einem Hochhaus gestanden hatte, um seinem Leben ein Ende zu machen, ging sie im Kopf immer wieder die Ereignisse durch, die in die Richtung deuteten und auf die sie hätte reagieren müssen. Sie suchte nach Szenen und Gesprächen in ihrem Gedächtnis, interpretierte Gesagtes um. Sie fühlte sich verantwortlich für das, was geschehen war, und machte sich Vorwürfe, nicht aufmerksam genug gewesen zu sein. ■

Aber das Gedächtnis sortiert im Lichte der entscheidenden Information die bisherigen Erfahrungen neu. Die Vorstellung, einen Suizid verhindern zu können, ist trügerisch, die Schlussfolgerung, fortan immer da sein zu müssen, mehr als eine Überforderung. Machen Sie sich klar, dass Sie den Kranken nicht rund um die Uhr beschützen können. Sie sind nicht sein Bodyguard, sondern seine Angehörige. Das Gefühl, kontrollieren zu müssen, kann wie das Gefühl, kontrolliert zu werden, eine vertrauensvolle Beziehung nachhaltig beeinträchtigen.

Umgang mit Suizidgedanken

Für Sie ist es wichtig, in Ihrer Beziehung zum Kranken möglichst wenige Bereiche zu tabuisieren. Manchmal kann es für den Betroffenen schon sehr entlastend sein, das Ausmaß der Verzweiflung zum Ausdruck bringen zu können, das in dem Wunsch, zu sterben, deutlich wird.

Manchmal gibt es Andeutungen oder auch direkte Aussagen, dass der Kranke nicht mehr leben will und sich wünschen würde, dass alles vorbei ist. Gehen Sie immer darauf ein! Es ist ein Vorurteil, dass angekündigte Suizide nicht durchgeführt werden oder dass der, der darüber spricht, es nicht tun wird. Genauso ist es ein Vorurteil, dass das Aussprechen dieser Gedanken dazu beitragen könnte, sie in die Tat umzusetzen.

Haben Sie keine Angst vor dem Thema »Suizid«. Der Gedanke, das Leben beenden zu wollen, bedeutet, das Leben, wie es im Augenblick ist, beenden zu wollen, es so nicht mehr aushalten zu können, so nicht mehr zu wollen und keine Alternative zu sehen. Es bedeutet, dass der jetzige Zustand unerträglich ist und keine Hoffnung mehr da ist. Versuchen Sie, nicht zu argumentieren, dass das Leben an sich lebenswert ist. Sagen Sie, dass dieser Zustand der Hoffnungslosigkeit und Verzweiflung zur Depression gehört und vorübergehen wird. Es geht in solchen Momenten nur darum, sie durchzustehen und keine Entschlüsse zu treffen.

Wenn die Hoffnungslosigkeit und Ausweglosigkeit für Ihren Angehörigen unerträglich werden, dann muss er unter Umständen geschützt werden und braucht mehr Hilfe, als er vielleicht momentan hat. Diese Hilfe kann jedoch nicht von ihnen kommen, sondern sollte professioneller Art sein. Rufen Sie sich immer wieder ins Gedächtnis, dass Depressionen ernst zu nehmende Krankheiten sind. Die Suizidgedanken gehören zur Depression wie die Schlafstörungen und der Appetitmangel. Sie können dem Kranken weder mit ungeduldigen Appellen (»Nun reiß dich doch mal zusammen«), noch mit gut gemeinten Ablenkungsversuchen (»Lass uns mal wieder in die Sonne fahren«)

oder Beschwichtigungsversuchen (»Es wird schon wieder«) aus seiner Depression holen. Stellen Sie sicher, dass der Erkrankte in Behandlung ist, und nutzen Sie, wenn Sie unsicher sind, die Hilfe des Krisendienstes oder des Sozialpsychiatrischen Dienstes. Das Gesundheitsamt kann Ihnen sagen, wie die genaue Bezeichnung des sozialen Dienstes in Ihrer Region ist.

Vom »Hätte« und »Sollte« zum Hier und Jetzt

Ängste vor dem Suizid des Angehörigen sind wie die Selbstvorwürfe und Schuldgefühle mit vielen »Hätte«, »Sollte« und »Wäre« verbunden und damit außerhalb dessen, was tatsächlich ist. Man kann von ihnen nicht einfach in einem Buch freigesprochen werden, vor allem, da man sie sich selbst macht und sie Teil der eigenen Person und des eigenen Lebens sind. Dennoch ist festzuhalten, dass sie zerstörerisch wirken, wenn man in ihnen gefangen bleibt. Sie bewirken nur dann etwas, wenn sie zum Anlass genommen werden, etwas Neues zu tun.

Themen wie Tod und Sterben rufen zum Beispiel das Bedürfnis wach, den Augenblick mehr zu genießen, da er vergänglich ist und man nicht weiß, wie viel Zeit einem bleibt. Vielleicht bedauern Sie, Ihrem Angehörigen nicht häufiger Ihre Zuneigung gezeigt zu haben, als es Ihnen beiden noch gut ging. Wenn Sie nun den Vorsatz fassen, das in Zukunft anders zu machen, werden Sie unter Umständen überhaupt schneller und offener Ihre Gefühle einem anderen Menschen gegenüber mitteilen. In den Angst- und Schuldgefühlen steckt also auch eine Chance auf persönliches Wachstum. Doch auch das ist natürlich im Alltag nicht so einfach umzusetzen. Nach kurzer Zeit gehen die guten Vorsätze gemeinhin im Alltag unter, bis man wieder wachgerüttelt wird.

Doch Wachsein ist eine Fähigkeit, die man trainieren, sich immer wieder bewusst machen kann. Sammeln Sie gute Augenblicke, vielleicht legen Sie dafür ein besonderes Buch an, in das Sie an jedem Abend einen Augenblick aufschreiben. Am Anfang wird es Ihnen schwerfallen, überhaupt einen solchen zu finden. Probieren Sie es doch gleich einmal aus. Was war heute bereits ein guter Augenblick bei Ihnen? Wurden Sie angelächelt? Haben Sie einen anderen Menschen lächeln gesehen? Sind Sie an einem Blumenladen vorbeigekommen? Welche Farbe hat Ihnen besonders zugesagt?

Schuldgefühle sind nicht nur ein Risiko für eine eigene depressive Entwicklung, sie erschweren auch den Umgang mit der Erkrankung und die Suche nach Hilfs- und Unterstützungsmöglichkeiten. Mit Ihren Ängsten, Selbstvorwürfen und Schuldgefühlen ziehen Sie sich vielleicht eher zurück, statt Hilfe zu suchen. Die inneren »Hätte«- und »Sollte«-Sätze rauben Ihnen Kraft und belasten Sie zusätzlich. Akzeptieren Sie die Situation, so wie sie ist. Sie tragen bereits mehr als genug Verantwortung. Für die Erkrankung sind Sie nicht verantwortlich.

In der Auseinandersetzung mit der Krankheit Depression und dem Leben mit einem depressiven Menschen geht es immer wieder um die Frage nach der eigenen Verantwortung und der des Kranken. Was kann und muss ich tragen, was kann und muss ich verändern?

Häufig entsteht diese Frage erst eine gewisse Zeit nach der Diagnosestellung und allzu oft erst, wenn die Grenze der eigenen Belastbarkeit erreicht ist und Sie nicht mehr weiterwissen und weiterkönnen. Dann muss die Verantwortung in der Beziehung mit dem Kranken neu ausgehandelt und definiert werden. Hierbei geht es für Sie als Angehörige vor allem darum, die Grenze zu bestimmen zwischen sich und dem depressiven Menschen. Wofür trägt er oder sie allein die Verantwortung, was können Sie mittragen, was tragen Sie ganz allein? Diese Grenze wird von Situation zu Situation neu zu bestimmen sein.

Phasen der Abgrenzung

Die Definition und das Aushandeln von Verantwortung in den Familien mit einem psychisch kranken Familienmitglied wurden in vier Phasen beschrieben (Karp u. Watts-Roy 1999). Die Grenzen der einzelnen Phasen sind unscharf, ihre Abfolge ist von Fall zu Fall verschieden, doch ihre verschiedenen Themen und Aufgaben lassen sich recht gut identifizieren:

Phase 1 ▸ Wenn Sie als Angehörige beginnen, sich mit der Krankheit auseinanderzusetzen, steht am Anfang die Suche nach Informationen. Der Behandlungsbeginn ist begleitet von der Hoffnung auf Besserung und der Zuversicht, mit der veränderten Lebenssituation zurechtzukommen.

Phase 2 ▸ Im zweiten Schritt müssen die häufig zu großen Hoffnungen und Erwartungen revidiert werden. Die eigenen Grenzen im Umgang mit der Situation werden deutlich, die Grenzen der Behandlung auch, und es entsteht ein realistischeres Bild von der Erkrankung und ihren Auswirkungen. Dieser Prozess ist häufig mit Gefühlen der Trauer und des Verlustes, der Sorge und der Resignation verbunden. Es geht darum, die Krankheit besser zu verstehen und einordnen zu können, was in Ihrem Zusammenleben der Krankheit geschuldet ist und was nicht.

Phase 3 ▸ Im nächsten Schritt gilt es, die Verantwortung des Patienten zu sehen sowie Ihre eigene Verantwortung und deren Grenzen zu bestimmen. Diese Auseinandersetzung ist meist von Ambivalenzen und Spannungen gekennzeichnet, da die Zuständigkeit für die alltäglichen Aufgaben wie für die anstehenden Veränderungen der Lebenssituation mit dem depressiven Menschen immer wieder neu ausgehandelt werden müssen.

Phase 4 ▸ In der vierten Phase des Lebens mit der Krankheit werden die Auswirkungen der Veränderungen auf den eigenen Lebensalltag bilanziert. Die zentrale Frage ist, wie Sie mit der Situation umgehen können, ohne die Grenzen der eigenen Belastbarkeit zu überschreiten oder Ihre Lebensziele zu verleugnen. Schließlich tragen Sie auch die Verantwortung für Ihre eigenen Gefühle, Gedanken, Lebensziele und nicht zuletzt Ihre eigene Gesundheit (siehe das Kapitel »Auf sich achten«).

Depressive Menschen können sehr fordernd sein. Meist wird das toleriert, da die Depression hilfsbedürftig macht und Sie als Angehöriger natürlich diese Hilfe geben wollen. Manchmal wird jedoch die helfende Hand, die Sie bieten, derart festgehalten, dass Sie sich wie gefangen vorkommen. Vielleicht wurde Ihnen schon einmal mit ersterbender Stimme hinterhertelefoniert, Sie mögen sofort kommen. In Sorge, dass etwas passieren könnte, kehren Sie um und erkennen, dass gar nichts vorliegt oder doch nichts, das nicht hätte warten können. Oder Sie sitzen hilflos daneben und können nicht helfen. Sie haben das Gefühl, ausgetestet zu werden, doch Ihre Liebes- und Loyalitätsbezeugungen genügen nie.

Depression bedeutet immer auch eine übergroße Bedürftigkeit, die kaum erfüllbar ist. Die Zweifel bleiben bestehen, ob der andere wirklich da ist, wirklich liebt, wirklich hilft. Nicht selten macht die Depression Menschen kontrollierend, feindselig, besitzergreifend und eifersüchtig. Vielleicht waren die Tendenzen vorher schon da, doch in der Krankheit zeigen sie sich deutlich. Als Angehörige stehen Sie nun in dem Dilemma, dem Kranken helfen zu wollen, doch je mehr Sie bieten, umso mehr wird gefordert, denn es ist nie genug.

Dieser Kreislauf kann sich auch in der alltäglichen Kommunikation zeigen. Depressive Menschen suchen verstärkt nach Rückversicherung und Bestätigung durch ihre Umwelt. Bekommen die Erkrankten positive Rückmeldungen, werden diese jedoch negiert und nicht angenommen – sie passen nicht in ihr negatives Selbstbild. Eine Zwickmühle: Je mehr positives Feedback der nicht erkrankte Partner gibt, desto stärker lehnt der Depressive sein eigenes Verhalten ab. Egal, was Ersterer sagt, der depressive Partner kann es so lange drehen und wenden, bis es ein Zeichen seiner Wertlosigkeit wird. Will man ihm helfen, versteht er nur, dass er es allein nicht kann. Will man ihm zeigen, wie gern man ihn hat, bringt ein Geschenk mit nach Hause oder lädt zu einem Konzert des Lieblingssängers ein, so wird dies als Aufheiterungsstrategie abgelehnt. Das kann im Ergebnis zu einer Art »Burn-out« aufseiten des nicht depressiven Interaktionspartners führen: Je mehr er sich engagiert, umso stärker hat er das Gefühl, dass seine Versuche ins Leere laufen, nichts bewirken oder ins Gegenteil verkehrt werden. Die Situation wird zunehmend unkontrollierbar und entfaltet eine für beide Partner destruktive Eigendynamik, die wiederum die Depression verstärken kann. Diese charakteristischen Kommunikationsstörungen in der Beziehung können bis zum Abbruch des Kontakts führen.

TIPP **Es ist davon auszugehen und gehört nahezu zum Zusammenleben mit einem depressiven Menschen, dass es Phasen gibt, in denen Sie als Angehöriger nicht mehr können und nicht mehr weiterwissen. Denken Sie dann nicht an das, was der andere wünscht oder verlangt, besinnen Sie sich auf das, was Sie können und wollen.**

Respektieren Sie Ihre eigenen Grenzen. Haben Sie den Mut, diese zu verteidigen. Sie müssen nicht mehr leisten und sich nicht mehr engagieren, als Sie bereit sind und es können.

Oftmals hängt das Ausmaß Ihrer Anteilnahme und Hilfe auch davon ab, in welcher Art von Beziehung Sie zum Kranken stehen. Wenn Sie Partner oder Partnerin sind, dann stellt sich die Frage, ob Sie eher gemeinsam mit dem Kranken oder isoliert voneinander Wege des Umgangs suchen. Entscheidend ist dabei auch, inwiefern Sie überhaupt Möglichkeiten wahrnehmen, Ihren kranken Partner und die Situation zu beeinflussen.

Partner, die keine Einflussmöglichkeiten sehen, schildern sich als resigniert und hoffnungslos. Ihre Beziehung kann beschrieben werden als »gemeinsam einsam«. Sie fühlen sich ihrem depressiven Partner entfremdet, unverstanden und seinen Vorwürfen, Angriffen und wechselnden Stimmungen ausgeliefert. Ihre vorrangige Strategie ist Flucht. Sie hören nicht mehr zu, verlassen mitten im Gespräch den Raum, kommen spät nach Hause, flüchten in Arbeit oder Dienstreisen, schließen den depressiven Partner aus ihren Interessen und Hobbys aus. Andere Beziehungen zu Familienmitgliedern, Nachbarn oder Arbeitskollegen bekommen mehr Gewicht. Das Thema Depression wird bewusst vermieden, Ablenkung dem Nachdenken oder Grübeln über die Situation vorgezogen.

Der Gegenpol ist der kämpferische Partner, der von seinem depressiven Angehörigen fordert, aktiv an seiner Gesundung mitzuarbeiten. Der Betroffene soll sich nicht »auf seinen Medikamenten ausruhen« oder »sich hinter seiner Krankheit verstecken«. Lange Krankschreibungen, Kuraufenthalte und Untätigkeit werden als kontraproduktiv erlebt. In Analogie zum Alkoholiker soll der depressive Partner sich nicht aufgeben und gegen seine Krankheit ankämpfen.

Das Ankämpfen gegen die Krankheit impliziert konkrete Handlungen, welche die Familienmitglieder von ihrem depressiven Angehörigen einfordern. Beispielsweise soll der depressive Partner nicht mit seinem Leiden die Themen und Aktivitäten der Familie dominieren. Er soll am Familienleben teilhaben und seine Aufgaben so gut wie möglich wahrnehmen. Partner fordern, dass der depressive Angehörige seine Bedürfnisse äußert und sich Wege zu ihrer Befriedigung sucht. Dies betrifft sowohl umfassende Themen der Lebens- und Beziehungsgestaltung als auch alltägliche Entscheidungen. Ein Streitpunkt ist zum Beispiel die Frage, wie die Betroffenen ihre durch die Krankschreibung, durch Arbeitsverlust oder Berentung entstandene freie Zeit ausfüllen können. Ihre Partner sehen es als wichtig an, dass der Erkrankte eigene Interessen entwickelt und Möglichkeiten findet, durch neue Erfahrungen sein Selbstbewusstsein wieder aufzubauen. Sie lehnen es ab, wenn ihnen hierfür die Verantwortung übertragen wird. Je abhängiger und unselbstständiger der Depressive erlebt wird, umso mehr büßt er an Attraktivität ein. Die Partner stellen unter Umständen Ultimaten oder drohen mit Trennung, wenn der Erkrankte keine Eigeninitiative zu seiner Besserung ergreift.

Paare können aber auch gemeinsam versuchen, Wege aus der Krankheit zu finden. Sind sie eher passiv, dann versuchen sie, sich in die Situation zu fügen und abzuwarten. Die Verantwortung für Veränderungen wird bei den behandelnden Ärzten oder Psychologen gesehen. Das Paar passt dann ähnlich wie in anderen Krankheitsfällen sein Leben der Krankheit an. Der depressive Partner wird »bemuttert« und versorgt »wie ein Kind«. Partner, die diese Rolle wählen, erwarten von der Behandlung des Erkrankten die Besserung der Depression. Sie unterstützen ihren erkrankten Partner darin, Hilfe zu suchen und den Behandlungsempfehlungen zu folgen.

Besonders für diejenigen Partner, die selbst keinen alternativen Erfahrungsbereich wie die eigene Berufstätigkeit haben, wird die alltägliche Sorge um ihren erkrankten Angehörigen fast zu einer Beschäftigung. Sie stellen ihre eigenen Bedürfnisse zugunsten derer des Erkrankten zurück und unternehmen alles, um ihm zu helfen. Sie nehmen dem Kranken viel ab (z. B. Hausarbeit) oder schaffen in Analogie zu körperlichen Krankheiten eine Atmosphäre der Ruhe und Heilung (z. B. Radio leiser stellen). Konflikte werden vermieden, heikle Themen nicht angesprochen. Oftmals wird eine »Rund-um-die-Uhr-Rufbereitschaft« gesichert, zum Beispiel dadurch, dass die Partner per Handy immer zu erreichen sind. Trennungsgedanken werden nicht zugelassen. Bezüglich der Zukunft der Beziehung und der Familie verhalten sich die Partner passiv, resigniert und abwartend.

Wenn die berufliche Situation des Kranken als depressionsauslösend oder depressionsfördernd angesehen wird, suchen manche Paare gemeinsam neue, weniger stressauslösende Tätigkeiten. Die bisherige Arbeit wird aufgegeben oder eine Umschulung oder Orientierung auf einen anderen beruflichen Bereich vorgenommen. In einigen Fällen muss die vorzeitige Berentung oder die Erwerbsunfähigkeit erwogen werden. Gibt es keine Möglichkeiten für den depressiven Partner mehr, auf dem Arbeitsmarkt Fuß zu fassen, erweist sich die Familie oftmals als neuer »Arbeitgeber«. Partner versuchen zum Teil gezielt, ihrem depressiven Angehörigen ein neues Aufgabengebiet zu vermitteln. Dies kann durch den Kauf eines Gartens oder Haustieres geschehen. Aber auch die Renovierung oder Umgestaltung der Wohnung, die Unterstützung anderer Familienangehöriger und die Planung von Familienfesten und Umzügen können Wege sein, dem depressiven Angehörigen eine sinnstiftende Aufgabe zu geben.

Veränderungen in der Partnerschaft

Im Gegensatz zur gemeinsamen Anpassung an die äußeren Umstände kann der gemeinsame Umgang mit der Krankheit Depression auch in dem Versuch bestehen, durch Veränderungen innerhalb der Partnerschaft die Depression des Partners zu beeinflussen. Je nach Bilanz der Beziehung werden alternative Formen der Beziehungsgestaltung ausprobiert:

Partner, die diese Bewältigungsformen nutzen, reflektieren ihre eigene Rolle in der Beziehung und sind bereit, diese zu verändern. Dominante Partner versuchen, sich zurückzunehmen und dem Partner mehr Spielraum für eigene Entscheidungen zuzubilligen. Andere Partner versuchen zu lernen, mehr einzufordern und ihren eigenen Bedürfnissen mehr Ausdruck zu verleihen. Partner, die sich voneinander entfernt hatten, rücken wieder näher zusammen. Paare, die wenig miteinander gesprochen haben, versuchen, mehr miteinander zu reden. Paare, die ihre Beziehung zu eng gestaltet hatten, suchen Wege der Lockerung und Freiheit. Manchmal wird ein Tag vereinbart, an dem der gesunde Partner unabhängig vom Erkrankten seinen Interessen nachgehen kann. Paare, deren Beziehungsgestaltung durch Gewohnheit und Routine bestimmt war, versuchen, diese zu durchbrechen. Es werden folglich Alternativen innerhalb der Beziehung getestet.

TIPP **Eine entscheidende gemeinsame Strategie, mit der Depression umzugehen, ist es, miteinander zu sprechen und so zu versuchen, den Partner zu verstehen. Erst wenn beide Partner ein ähnliches Verständnis für die Entstehung der Depression und den Umgang mit ihr haben oder im Gespräch miteinander entwickeln, können gemeinsame Bewältigungsformen entstehen. Die Depression wird dann als etwas Drittes gesehen, gegen das sich beide verbünden.**

Je nach Dauer und Verlauf der Depression verändert sich der Umgang mit der Depression. Eher passive Bewältigungsformen können zu aktiven werden, wenn die Partner mehr Informationen und Erfahrungen gesammelt haben. Partner lernen beispielsweise zu fordern und zu unterstützen, statt mitzuleiden und abzuwarten. Sie entwickeln mehr Verständnis, fragen früher nach anstatt abzuwehren oder herunterzuspielen.

Aktive Bewältigungsformen können in passive übergehen, wenn sie auf Dauer erfolglos bleiben. Partner resignieren, ziehen sich zurück, zeigen keine Initiative mehr. Sie grenzen sich unter Umständen vom Erkrankten ab und verstärken die Isolation beider Partner. Das Paarverhalten kann demnach als eine Suchbewegung zwischen gemeinsamen und individuellen Umgangsstrategien verstanden werden. Sie als Angehörige müssen im Lauf der Erkrankung abschätzen und mit dem Erkrankten klären, wie Sie mit der Krankheit umgehen wollen, welche Konsequenzen zu ziehen sind und wer dafür Verantwortung übernimmt, dass das auch geschieht. Dieser Aushandlungsprozess kann unter Umständen das gesamte Gefüge der Beziehung erschüttern und neue Regeln des Zusammenlebens notwendig machen.

Verantwortung aushandeln bedeutet, miteinander zu sprechen. Das Gespräch mit dem kranken Angehörigen ist jedoch häufig bereits erschwert oder wird durch Krankheitsthemen bestimmt. Bei der Beobachtung, wie Paare mit einem depressiven Partner miteinander sprechen, wurden zwei wichtige Entdeckungen gemacht. Zum einen herrscht in den Familien depressiver Patienten ein kritischeres Klima als in anderen Familien. Zum anderen wird Kritik häufig indirekt und verdeckt geäußert.

Das kritische Klima kann eine Reihe von Ursachen haben. Es kann auf Probleme von Autonomie und Abhängigkeit in der Partnerschaft hinweisen oder auf Probleme des kritisierenden Partners, zum Beispiel ein Unterlegenheitsgefühl oder eigene negative Stimmungen. Das kritische Klima verstärkt sich dadurch, dass der depressive Partner in nahezu jeder Äußerung Kritik an seiner Person wahrnimmt bzw. fürchtet. Fragen Sie auch nur, wie es ihm geht, reagiert er bereits darauf mit Ablehnung. Vielleicht sagt er dann: »Wie soll es schon gehen?« Oder: »Das willst du doch gar nicht wissen!« Auch wenn man weiß, dass diese ablehnende Haltung Teil der Krankheit ist, heißt das nicht, dass man sie als Partner gut aushält oder aushalten muss. Vor allem, wenn Ihr Einsatz über längere Zeit so verkannt wird, wächst fast zwangsläufig auch Ihrerseits leise ein Groll heran, der sich in Gereiztheit und Spannungen äußern kann. Auf der Gesprächsebene entsteht dann leicht ein Wechselspiel von Kritik und zynischer Resignation. In Familien mit einem chronisch depressiven Familienmitglied wurden vermehrt eine kritische Grundhaltung gefunden. Auch steigt die Rückfallwahrscheinlichkeit bei einem solchen Klima.

Wenn Sie sich diese Fakten vor Augen führen, dann ist es notwendig, einem potenziellen Kritikmuster in Ihrer Familie bewusst und aktiv entgegenzuwirken. Ein erster Schritt in diese Richtung ist, zu erkennen, wann und warum Sie sich vielleicht Ihrem depressiven Angehörigen gegenüber kritisch verhalten. Vielleicht sind Sie gekränkt, weil jede freundliche Nachfrage und jedes gut gemeinte Angebot abgelehnt werden, Sie das Gefühl haben, dass Ihnen die Worte im Munde umgedreht werden, und das irgendwann auch sagen. Vielleicht sind Sie es leid, mit dem Haushalt und der Kindererziehung alleingelassen zu werden. Eine Äußerung wie: »Ist dir eigentlich klar, dass du schon seit Wochen nicht mehr einkaufen gegangen bist und wir uns um alles kümmern?« kann einem da schon einmal rausrutschen. In dem letzten Beispiel wird aber nicht nur eine berechtigte Forderung gestellt (»Geh bitte mal einkaufen«), es schwingen auch Kritik und Abwertung mit (»Ist dir eigentlich klar ...«) und ein Vorwurf (»Wir müssen uns um alles kümmern«). Eine Kommunikation mit häufigen kritischen, abwertenden und vorwurfsvollen Anteilen beeinflusst nicht nur die Stimmung negativ, sie erhöht auch die Wahrscheinlichkeit, dass die depressiven Symptome bestehen bleiben.

Jede Veränderung der depressiven Erkrankung kann nur auf der Grundlage einer wohlwollenden und zuversichtlichen Haltung gelingen.

Fragen, die Sie sich stellen sollten, sind also diese: Schaffen Sie es zumindest zeitweise, trotz eigener Anspannungen und Belastungen Ihrem depressiven Angehörigen gegenüber anteilnehmend und wertschätzend zu sein? Sind Sie im Wesentlichen optimistisch und hoffnungsvoll? Äußern Sie eigene Wahrnehmungen und Wünsche direkt und offen? Wie können solche förderlichen Kommunikationsmuster gestärkt werden? Was erleichtert sie, was steht ihnen im Weg? Nimmt Ihr depressiver Angehöriger Sie als unterstützend wahr? Was erlebt er als unterstützend? Wie und wann können Sie diese als fördernd erlebten Dinge tun? Was hilft Ihnen dabei, was behindert Sie eher?

Führen Sie sich immer wieder vor Augen, dass es sich um einen Ausnahmezustand Ihres Zusammenlebens handelt und keineswegs um eine normale Krisenzeit. Die Depression ist eine Krankheit, die alle Beteiligten zu neuen Regeln zwingt. Wenn der Kranke zum Beispiel nicht aufsteht, dann können Sie ihn dazu nicht auffordern wie einen Gesunden. Versuchen Sie, sich nicht für die Symptome des Kranken verantwortlich zu fühlen. Wenn er nicht aufsteht, dann ist das ein Symptom der Krankheit. Es nützt nichts, wenn Sie daran etwas ändern wollen. Das kann der Kranke nur allein und am besten mit therapeutischer Hilfe tun. Sorgen Sie unterdessen für sich und achten Sie auf sich.

Grenzen kommunizieren

Überengagement und Kritik lassen sich nur auflösen, indem Sie sich über Ihre eigenen Grenzen klar werden. Angehörige »verstricken« sich mitunter in destruktive Kommunikationsmuster mit dem Kranken und schwanken zwischen Hoffen und Enttäuschung. Sie erwarten und hoffen jeden Tag, dass es besser wird. Sie tun etwas für den Kranken, tragen es ihm aber nach. Eigentlich hätte es anders sein sollen.

Üben Sie sich in möglichst klarer Rede, sagen Sie, was Sie denken und fühlen und erwarten. Versuchen Sie nicht, anders als sonst mit dem Kranken zu sprechen, seine Reaktionen vorherzusehen, abzuwägen und vorsorglich bestimmte Themen im Gespräch auszulassen.

In den meisten Familien herrscht ein Klima, als wäre jemand gestorben. Man versucht, leise zu sprechen, nichts Falsches zu sagen, nichts, was am Schmerz rührt und ihn stärker macht. Man schleicht wie auf Zehenspitzen, versucht, lautlos zu leben, und fühlt sich bald lebensleer. Besonders Kinder sind für diese unausgesprochenen Stimmungen empfänglich. Lassen Sie es nicht so weit kommen.

TIPP **Probieren Sie aus, deutlich zu sagen, was Ihnen im Zusammenleben missfällt, was Sie sich anders wünschen und brauchen. Auch wenn Sie nicht die Reaktion eines Gesunden erwarten können, so haben Sie doch ein Recht auf Ihre Bedürfnisse und auch ein Recht, diese zu äußern.**

Machen Sie sich erst einmal für sich allein klar, was Sie momentan am meisten vermissen und möchten. Unterbrechen Sie sich nicht damit, dass es nicht möglich ist, Sie nichts fordern dürfen, der andere krank ist, Ihre Hilfe braucht oder Ähnliches. Behandeln Sie sich wie einen Fremden in einer Notlage. Was brauchen Sie gerade? Wie können Sie es bekommen?

Verantwortung auszuhandeln bedeutet auch, Verantwortung für sich selbst zu übernehmen und Grenzen zu setzen.

Eine Grenze trennt. Das ist in Beziehungen zunächst schmerzhaft, wenn Sie mit dem anderen eins sind und sein wollen. Die Depression zwingt Sie jedoch, eine bewusste Trennung zwischen sich und dem anderen zuzulassen. Nicht Sie sind depressiv, der andere ist es. Nicht Sie bleiben morgens liegen und haben keine

Kraft, er tut es. Machen Sie sich den Unterschied klar, er ist wichtig und zeigt Ihre Stärke.

Der depressive Mensch fühlt in der Krankheit keine Kraft und Lebensfreude mehr, die erst langsam wiederkommen werden. Das bedeutet nicht, dass auch Sie keine Kraft und Lebensfreude fühlen dürfen. Im Gegenteil, Sie können nur für den anderen da sein, wenn Sie Ihre Kraft und Lebensfreude fühlen und leben dürfen. Auch wenn der Kranke dies mit Ihnen momentan nicht teilen kann, so stehen Sie doch für das andere Leben, das möglich sein kann mit ihm, wenn die depressive Phase überwunden ist.

Auf sich achten

Die vorherigen Kapitel haben deutlich gemacht, wie sehr das Zusammenleben mit einem depressiven Menschen vor allem in akuten Krankheitszeiten von Stress und Belastungen gekennzeichnet ist. Immer wieder haben wir gesehen, wie wichtig es ist, auf sich zu achten, Verantwortung für sich und seine Gesundheit zu übernehmen. Im Folgenden werden konkrete Anregungen gegeben, wie man sich am besten gesund erhalten und auf sich achten kann. Umgang mit Stress, Entspannungsmöglichkeiten, Auszeiten, Rückzugsorte und vor allem das Recht, auf sich selbst zu achten, werden hier thematisiert.

Wahrnehmen, wie es einem geht

Das Recht, auf sich zu achten, mag Ihnen banal vorkommen, wird aber im Zusammenleben mit einem depressiven Menschen schnell zurückgestellt. In Gesprächen machen Angehörige immer wieder deutlich, dass es ihnen schwerfällt, ihre eigene Situation, ihre Gefühle und ihre Bedürfnisse wahrzunehmen. Es ist häufig tatsächlich so, als würden sie sich nicht das Recht zubilligen, ein eigenes Leben mit eigenen Sorgen und eigenen Wünschen zu haben. Ein Angehöriger meinte zum Beispiel auf die Frage, was ihm wichtig sei, dass er sich nur wünsche, seine Frau wäre wieder gesund.

Oft wenden sich die Angehörigen ihren eigenen Wünschen und Reaktionen nicht zu und stellen ihre Bedürfnisse zurück. Die Erkrankung kann unter Umständen so im Vordergrund stehen, dass Angehörige regelrecht aufgefordert werden müssen, über sich nachzudenken.

BEISPIEL Zwei Therapeuten, die in ihrer Praxis Angehörige depressiver Menschen beraten, berichten über den Mann einer depressiv Erkrankten: »Als wir ihn fragten, wie die Depression seiner Frau ihn beeinträchtige, zögerte er einen Augenblick und sagte dann: ›Ich denke, nur insofern, als ich mir Sorgen über ihren Zustand mache.‹ Aber als er aufgefordert wurde, genauer über seine Reaktionen auf ihre Depression nachzudenken, gestand er sich schließlich ein, dass er sich einsam fühlte und Angst hatte.« (Epstein Rosen u. Amador 1999, S. 14) ■

Auf sich zu achten, bedeutet also in einem ersten Schritt, wahrzunehmen und anzuerkennen, wie es einem geht.

Daueranspannung stresst

Einsamkeit, Angst, das Gefühl, der Krankheit nicht gewachsen zu sein, kennt fast jeder Angehöriger. Dauert dieser Zustand der Anspannung an, wird er als Stress erlebt. Leiden Menschen zu lange unter Stress und können sich nicht angemessen erholen, werden sie krank. Anhaltender Stress ist ein Mitverursacher verschiedenster Erkrankungen, am bekanntesten ist der Herzinfarkt. Stress zu verringern oder doch besser mit ihm umzugehen, ist daher für das Leben mit Depression zentral.

Es existieren verschiedene Modelle, welche die Entstehung von Stress erklären. Am Beginn der Stressforschung versuchte man den Stress als Reaktion auf Stressoren aus der Umwelt zu verstehen. Stressoren können verschiedene Dinge sein, zum Beispiel Zeitdruck und Lärm. Es gibt einige Situationen, die mit hoher Wahrscheinlichkeit für jeden Menschen Stress auslösen, zum Beispiel, wenn die Erfüllung der Grundbedürfnisse wie Schlafen, Essen und Trinken gefährdet ist. Aber auch das Erleben von Kontrollverlust wird als Stress erlebt. Kontrollverlust ist eine zentrale Erfahrung im Leben mit einem depressiven Angehörigen und stellt daher in jedem Falle eine potenzielle Stresssituation dar.

Heute geht man von einem interaktionalen Verständnis von Stress aus, das heißt, es lastet nicht nur etwas passiv auf einem, sondern man überlegt immer auch, wie wichtig dieses Etwas einem ist und wie man damit umgehen kann. Es werden also stets zwei Bewertungen vorgenommen: Ist ein Reiz, eine Situation ein Stressor (eine Bedrohung, eine Herausforderung) – ja oder nein? Und wenn ja, stellt sich die Frage: Kann ich die Situation bewältigen? Die Bewältigungsmöglichkeiten hängen ab von vorausgegangenen Erfahrungen und den vorhandenen Ressourcen, den eigenen wie den von anderen (z. B. soziale Unterstützung). Falls dann ein Ungleichgewicht zwischen Stressor und Bewältigungsmöglichkeiten wahrgenommen wird, empfindet die Person Stress. Stress zeigt also immer an, dass etwas zu viel wird, man nicht mehr damit umgehen kann, aber es gern möchte oder muss. Für Sie als Angehörige ist das wahrscheinlich eine bekannte Situation: Sie wollen die Anforderungen bewältigen, die auf Ihnen vor allem in akuten Krankheitszeiten des depressiven Menschen lasten, sehen aber auch Ihre eigenen Grenzen.

Stressreaktionen laufen auf verschiedenen Ebenen ab:

- emotional (z. B. Ärger, Hilflosigkeit);
- kognitiv, also das Denken betreffend (z. B. Denkblockaden, Konzentrationsmangel);
- körperlich (z. B. Zittern, Kopfschmerzen, Unruhe, Erröten, Schwitzen, allgemeine Verspanntheit);
- das Verhalten betreffend (Aggression gegen andere, sich zurückziehen).

Manchmal reagieren wir auf diese Anzeichen von Stress mit wenig hilfreichen Umgangsstrategien, die kurzfristig Erleichterung bringen. Dies kann der schnelle Griff zu Beruhigungsmitteln oder Aufputschmitteln, Alkohol, Nikotin, zu viel Kaffee etc. sein. Stress kann auch dazu führen, dass wir Anforderungen um jeden Preis meistern wollen und uns dabei überfordern: Wir schlafen zu wenig, essen unregelmäßig und schlecht, haben zu wenig Bewegung und zu wenig Erholungspausen. All dies steigert das Stresserleben und kann uns an die Grenzen unserer physischen Belastungsfähigkeit bringen.

Geht man davon aus, dass Stress aus dem Zusammenspiel von äußeren Anforderungen der Situation und den Möglichkeiten der Person entsteht, dann gibt es zur erfolgreichen Verringerung von Stress prinzipiell zwei Ansatzmöglichkeiten: zum einen die Beeinflussung der Situation und zum anderen die Veränderung der Bewertungs- und Bewältigungsmöglichkeiten der Person.

Stresssituationen verändern

Wenn Sie als Angehörige das Ende der Depression herbeisehnen, dann möchten Sie die Situation beeinflussen, in der Sie stecken. Dazu empfiehlt es sich, diese genauer anzusehen. Was an dieser Situation löst Stress aus und ist es veränderbar? Das kann zum Beispiel die Anzahl der Anforderungen betreffen. Kann man diese reduzieren? Kann etwas durch andere erledigt werden, das Sie momentan noch selbst machen? Kann etwas auf später verschoben werden, wenn die Lage entspannter ist?

Wie ist die räumliche Situation, in der Sie leben? Wie gut können Sie sich fortbewegen, mit dem Auto oder öffentlichen

Verkehrsmitteln? Sind Sie auf dem Land oder in der Stadt? Kennen Sie Ihre Nachbarn? Wir oft sehen Sie Ihre Freunde oder telefonieren mit Ihren Freunden? Manchmal können es schon kleinere Veränderungen sein, die eine neue und weniger belastende Situation erschaffen. Viele Angehörige klagen zum Beispiel über die Schlafstörungen des kranken Partners oder Kindes. Sie liegen dann selbst wach, horchen auf die Schritte des anderen und wann er wieder zu Bett geht, und kommen selbst nicht zur Ruhe. Vielleicht könnte es hier helfen, zeitweilig getrennt zu schlafen oder tagsüber eine Zeit zu schaffen, in der Sie nicht gestört werden.

TIPP **Die wichtigste Veränderung der Situation ist, dass Sie es schaffen, sich Zeit für sich zu nehmen – egal wie viel. Das können ein paar Minuten am Morgen sein oder ein ganzer Tag, der nur Ihnen gehört.**

Angehörige sagen zum Beispiel so etwas wie: »Ich steige hier aus, um noch ein paar Schritte zu gehen.« Oder: »Ich fahre in die Stadt, um mal rauszukommen.« Eine Angehörige ging regelmäßig ins Solarium, um Sonne zu tanken und der permanenten negativen Stimmung zu Hause zu entkommen.

Das bewusste »Aussteigen« aus dem Alltag mit der Depression kann auch mit dem Kranken gemeinsam geplant werden und Veränderungen in Ihrer Beziehung bedeuten. Zum Beispiel können Sie einen Tag festlegen, an dem jeder seinen Interessen nachgeht und allein oder mit Freunden unterwegs ist.

BEISPIEL Ein Angehöriger war leidenschaftlicher Angler, seine an Depression erkrankte Frau war früher gern zu den Ausflügen mitgekommen. Nun konnte er sie nicht mehr dazu bewegen, ihn zu begleiten. Er ging dann selbst nicht mehr aus, vernachlässigte seine Freunde, oder er ging im Zorn und mit einem schlechten Gewissen und der Sorge, es könnte während seiner Abwesenheit etwas passieren. Irgendwann war die Angst stärker und er gab sein Hobby auf. Erst in der Beratung gelang es ihm, einen Zusammenhang herzustellen zwischen seiner permanenten nagenden Unzufriedenheit und der Tatsache, dass er etwas für sich Wichtiges aufgegeben hatte. Dass er dieses Opfer gebracht hatte, erschien ihm rückblickend betrachtet vollkommen sinnlos, da in dieser Zeit zwei Menschen betrübt zu Hause saßen und er nichts zur Besserung der Situation erreicht hatte. ■

In der akuten Krankheitsphase mag es wichtig sein, eigene Interessen zurückzustellen und für den anderen da zu sein. Auf Dauer jedoch tun Sie sich und dem anderen keinen Gefallen damit. In dem geschilderten Beispiel vereinbarte das Paar einen Tag, an dem die Frau entweder zum Angeln mitgehen konnte oder nicht und er »ihre Erlaubnis« hatte, auch ohne sie fortzugehen und sich an seinem Hobby zu freuen.

BEISPIEL In einem anderen Fall war es die Skatrunde, die fast aufgegeben wurde. Das befreundete Ehepaar fragte immer wieder nach, warum die Ehefrau nicht mehr mitkäme und wie es ihr ginge. Das belastete den Mann so, dass er zunehmend gereizter reagierte und meinte: »Ich kann sie doch nicht zwingen, wenn sie nicht mitgehen will.« Er konnte sich dann selbst kaum noch entspannen bei den Treffen und sah ihnen schon mit Anspannung entgegen. Es kostete ihn immer wieder Überwindung, auch allein seinen Hobbys nachzugehen und seine Freundschaften zu pflegen. Erst mit der Zeit verlor er das Gefühl, währenddessen seine Frau im Stich zu lassen. ■

Was haben Sie schon aufgegeben »für« den Kranken? Gibt es etwas, was Sie dem Kranken zuliebe oder aus purem Zeitmangel seltener tun, aber gern häufiger machen möchten? Ziehen Sie Bilanz, welchen Anteil die Depression Ihres Angehörigen auch in Ihrem Leben eingenommen hat. Wird es vollkommen davon bestimmt? Dann wird es Zeit, etwas zu ändern.

Es muss nicht gleich ein ganzer Tag sein, den Sie ganz für sich reservieren. Manchmal hilft schon die Zeit für einen Kaffee oder einen Tee bei einer Musik, die Sie besonders mögen. In manchen Haushalten wird schon lange keine Musik mehr aufgelegt, da sie den depressiven Menschen stört. Tauchen Sie dann einfach unter Kopfhörern ab. Sie müssen sich nicht immer auseinandersetzen und um Ihre Rechte kämpfen. Nehmen Sie sie sich ganz selbstverständlich – natürlich nicht rücksichtslos, aber auch nicht verschämt und voller Schuldgefühle.

Es liegen mehr Möglichkeiten in Ihrer Hand, etwas an Ihrer Situation zu ändern, als Sie vielleicht bisher geglaubt haben. Veränderungen sind möglich; auch mit kleinen Schritten können Sie in Richtung mehr Zufriedenheit, Wohlbefinden und Gesundheit gehen. Wie heißt es in einem chinesischen Sprichwort: Auch die längste Reise beginnt mit einem ersten Schritt. Meist nimmt man sich zu viel vor und gibt dann bald enttäuscht auf. Machen Sie also zunächst keine großen Pläne, Sie müssen Ihr Leben nicht vollkommen ändern. Sehen Sie sich erst einmal an, welche Spuren die Depression Ihres Angehörigen in Ihrem Leben hinterlassen hat. Entscheiden Sie dann Schritt für Schritt, was Sie ändern können, um mit weniger Stress und langfristig gesünder zu leben.

Auch seitens der Person gibt es eine Reihe von Ansatzpunkten, Stress und seine Folgen zu reduzieren. Zunächst kann man die Bewertung der Situation betrachten, die bei einer Person zum Stresserleben führt. Muss an dieser Situation wirklich etwas geändert werden, wie »perfekt« muss alles sein? Die meisten Angehörigen funktionieren »perfekt«, fühlen sich aber leer und einsam. Wo können Sie Abstriche machen, was ist nicht Ihre Verantwortung?

Zum Beispiel vernachlässigen Menschen in schweren depressiven Phasen ihre Körperpflege, sie bleiben im Bett, haben kaum Kraft aufzustehen. Schleicht Ihr Partner unrasiert und ungepflegt durch die Wohnung, sieht Sie nicht an, spricht nicht mit Ihnen, dann schmerzt Sie schon sein Anblick – zeigt er doch, wie schlecht es ihm geht. Gleichzeitig wächst vielleicht auch Ihre Verärgerung darüber, dass er sich so gehen lässt. Wie wichtig ist es Ihnen hier zum Beispiel, dass Ihr Partner so funktioniert (und aussieht), wie Sie ihn kennen? Können Sie akzeptieren, dass dies in der Depression nicht möglich ist und es nicht Ihre Verantwortung sein kann, für sein Essen, Trinken, Schlaf und Sichkleiden zu sorgen?

Neben den eigenen Ansprüchen kann man sich auch den eigenen Fähigkeiten zuwenden, sowohl den allgemeinen wie den spezifischen.

Allgemeine Kompetenzen sind der Umgang mit Zeit, die Fähigkeit zur Kommunikation, Strategien der Problemlösung usw. Wie gehen Sie mit Problemen in Ihrem Leben allgemein um? Was sind Ihre Stärken? Was sind Ihre Schwächen? Können Sie Ihre Zeit gut einteilen? Schauen Sie sich einmal einen üblichen Tag an. Wie verläuft er, wofür verwenden Sie Zeit? Wofür würden Sie gern mehr Zeit verwenden? Was könnten Sie weniger tun, was mehr? Schieben Sie Probleme eher auf oder gehen Sie Schwierigkeiten sofort an? Sprechen Sie diese konkret an und wie? Beachten Sie die Regeln positiver Kommunikation? (Vgl. das Kapitel »Grenzen setzen«.)

Spezifische Kompetenzen betreffen bestimmte Situationen. Das Leben mit Depression birgt eine Menge von Einzelsituationen, für die Sie sich bestimmt oft konkrete Tipps wünschen. Eine Ehefrau eines an Depression erkrankten Mannes meinte: »Ich brauche ein Handbuch, wie ich mit meinem Mann umgehen soll.« Natürlich lässt sich so ein Handbuch nicht zusammenstellen, zumal es immer wieder neue Situationen gibt, die neue und spontane Reaktionen von Ihnen verlangen. Im Laufe der Zeit lernen Sie aber, typische Symptome zu erkennen und einzuschätzen. Wenn Ihr Partner Sie zum Beispiel ignoriert, keines Blickes würdigt, schweigend und wie versunken dasitzt, dann beziehen Sie das weniger auf sich und fragen sich nicht mehr ständig, was Sie falsch gemacht haben, um so behandelt zu werden. Sie können sich dann sagen: »Heute geht es ihm aber schlecht«, und sich dann wieder anderen Dingen zuwenden.

Das ist ein langer Lernprozess und natürlich kommen die Zweifel immer wieder, weil Sie Ihren kranken Angehörigen anders kennen. Es ist schwer, die eigenen Ansprüche zu hinterfragen und das eigene Verhalten zu ändern. Und es ist auch nicht förderlich, wenn Sie in Grübeln über persönliche Fehler verfallen. Langes Grübeln kann Ihre eigene Gesundheit gefährden und führt nicht zur Lösung. Besonders Frauen neigen dazu, ihr eigenes Verhalten zu hinterfragen und Situationen immer wieder im Kopf durchzuspielen, statt aktiv anzugehen. Man geht heute davon aus, dass dies für Depression bei Frauen eine Rolle spielt. Für Sie als Angehörige ist es wichtig, Symptome einer Depression zu akzeptieren, ohne sich von ihnen lähmen zu lassen. Nicht Sie sind krank, der andere ist es. Achten Sie in der Zwischenzeit darauf, dass Sie Ihre Kräfte sammeln, und tanken Sie auf, so oft es geht.

Erholung suchen

Als besonders wirksam im Umgang mit Stress hat sich die Fähigkeit zur Erholung erwiesen. Menschen, die dauerhaft auf einem hohen Stressniveau funktionieren, können unter Umständen die Fähigkeit verlieren, sich zu entspannen, oder brauchen weit länger als andere, sich zu regenerieren. Das kann die schädigende Spirale in Gang setzen, die zu stressbedingten Erkrankungen führt. Das sprichwörtliche »Durchatmen« oder erst einmal »Luft holen« kann man jedoch üben. Wir haben schon an anderen Stellen in diesem Buch gesehen, dass der achtsame Umgang mit sich und den Dingen der erste und wichtigste Schritt zu einem entspannteren und stressfreieren Leben ist. Diese Art von Erholung kann schon in einigen Minuten an jedem Tag erreicht werden.

Da Achtsamkeit mit der Fähigkeit verbunden ist, wahrzunehmen, was momentan im Körper vor sich geht und wie er sich anfühlt, können alle körperlichen Aktivitäten Ihnen hinsichtlich eines achtsameren Umgangs mit sich selbst helfen. Das kann ein entspannendes Bad oder eine anregende Dusche sein. Probieren Sie doch einmal ein Shampoo oder eine Körperlotion mit einem neuen Duft aus, eine kalte Dusche, das Strecken der Arme, um den Tag zu begrüßen, bevor Sie sich vielleicht kaltes Wasser ins

Gesicht spritzen. Essen Sie gesund, achten Sie auf regelmäßige Mahlzeiten. Gehen Sie an die frische Luft, treiben Sie Sport. Denken Sie daran, dass es nicht selbstverständlich ist, dass Sie all das wahrnehmen und fühlen und sogar – wenn es Ihnen gelingt – genießen können. Depressive Menschen können es nicht und müssen es erst wieder lernen. All die Sinneseindrücke kommen wieder zurück, wenn sich die Depression bessert.

Häufig entscheiden sich Menschen, bewusster zu leben nach extremen Belastungen, einer überstandenen schweren Krankheit, einem Schicksalsschlag. Tun Sie es heute schon! Wenn Sie mit Depression leben, dann haben Sie täglich vor Augen, wie gelähmt, schwer und leer der Alltag für den Betroffenen sein kann. Spüren Sie also bewusst Ihre eigene Lebendigkeit und halten Sie sie am Leben – jeden Tag.

Den eigenen Bewältigungsmöglichkeiten vertrauen

Als besonders wichtig für den Umgang mit Stress haben sich das Vertrauen in die eigenen Bewältigungsmöglichkeiten, die Hoffnung und die Motivation zur Veränderung erwiesen. Das Vertrauen in die eigene Kraft und die eigenen Gestaltungsmöglichkeiten kann davor bewahren, selbst depressiv zu reagieren.

Natürlich ist auch die persönliche Zuversicht Schwankungen unterworfen. Während zu Beginn einer Behandlung die Hoffnung auf Besserung groß ist und auch der Wille, viel dafür zu tun, schwinden beide, wenn sich der Zustand nicht ändert oder sogar verschlimmert. Mit einer Krankheit leben lernen ist ein langwieriger Prozess mit vielen unterschiedlichen Stadien, Themen und Emotionen. So wie die Entstehung von Krankheiten von verschiedenen Faktoren abhängig ist, ist auch die Bewältigung einer Krankheit biopsychosozial bedingt.

Biologische Faktoren ▸ betreffen zum Beispiel die Frage, wie schwer die Krankheit ist und ob andere Krankheiten parallel bestehen. Man hat zum Beispiel gefunden, dass Depressionen dann besonders »hartnäckig« sind und Menschen schwerer mit ihnen umgehen können, wenn sie zusätzlich an körperlichen Krankheiten leiden. Auch Sie als Angehörige können mit der Depression besser umgehen, wenn Sie selbst nicht unter Krankheiten leiden. Achten Sie also darauf, dass Sie selbst medizinisch gut behandelt werden, wenn Sie es brauchen. Viele Angehörige überhören Alarmsignale ihres Körpers, gehen gar nicht oder sehr spät zum Arzt, nehmen Vorsorgeuntersuchungen nicht in Anspruch oder verschieben sie immer wieder. Achten Sie also auf die Signale Ihres Körpers, die Ihre Aufmerksamkeit und möglicherweise professionelle Hilfe brauchen.

Psychologische Faktoren ▸ betreffen zum Beispiel Persönlichkeitseigenschaften eines Menschen, die es ihm leichter oder schwerer machen, an seinen Erfolg zu glauben. Dabei unterscheiden wir zwischen externalen und internalen Kontrollüberzeugungen. Von externalen Kontrollüberzeugungen spricht man, wenn ein Mensch davon ausgeht, dass andere Personen oder die Situation für ihn bestimmend sind. Bei internalen Kontrollüberzeugungen ist jemand dagegen davon überzeugt, dass er durch eigenes Tun Einfluss nehmen kann. Eine internale Kontrollüberzeugung ist eine Ressource für die Krankheitsbewältigung und ein gesundes Leben. Menschen, die glauben, ihr Leben selbst in der Hand zu haben, sind gemeinhin psychisch stabiler und gesünder. Sie gehen erfolgreicher mit Krisen um. Eine solche Person sieht mehr Handlungsmöglichkeiten und ist damit weniger anfällig für ein depressives Aufgeben, Hoffnungslosigkeit und Demoralisierung. Dies ist auch wichtig dafür, positive Erwartungen zu mobilisieren. Hoffnung ist heilsam. In der Psychotherapie wird zum Beispiel der positiven Erwartung einer Besserung beim Patienten eine ebenso große Rolle für den Erfolg beigemessen wie der Technik, die der Therapeut anwendet. Schauen Sie sich einmal an, wie Sie momentan die Depression Ihres Angehörigen erleben. Ist es ein Schicksalsschlag für Sie, dem Sie ausgeliefert sind und der auch Ihr Leben entscheidend prägt? Ist es eine Herausforderung, der Sie sich jeden Tag neu stellen? Können Sie etwas in Ihrem Leben verändern, das Sie zufriedener macht? Wie haben Sie Schwierigkeiten in Ihrem Leben bisher gemeistert? Was hat Ihnen dabei geholfen? Rufen Sie sich Ihre Erfolge ins Gedächtnis: eine selbst überstandene Krankheit, die Geburt eines Kindes, der Bau eines Hauses, die Renovierung einer Wohnung, der erste Arbeitstag, eine bestandene Prüfung. Können Sie sich noch an Ihre ersten Fahrstunden erinnern, Ihre Unsicherheit und Anspannung? Und wie fahren Sie heute Auto, wie nebenbei und selbstverständlich? Wie viele Situationen haben Sie schon gemeistert – auch diese werden Sie bewältigen. Es kann Zeit brauchen und Anstrengung, und manchmal kann Ihr Selbstvertrauen darüber so erschüttert sein, dass Sie glauben, es nicht zu schaffen, und nicht weiterwissen. Das sind Phasen im Zusammenleben mit einem depressiven Menschen, aus denen Sie wieder herauskommen werden.

TIPP **Glauben Sie an Ihre Kraft und lassen Sie sie sich nicht nehmen! Suchen Sie aktiv Menschen, Orte und Tätigkeiten, die Ihnen Kraft geben und guttun.**

Krankheitsbewältigung ist nicht nur ein innerpsychischer Prozess. Vielmehr findet jede Auseinandersetzung mit Krankheit in einem sozialen Rahmen statt und in einem sozialen Netz mit Bezugspersonen. Dieses soziale Netz kann sowohl eine unterstützende Wirkung haben, manchmal jedoch auch zusätzliche Belastungen bergen. Familienangehörige, Freunde oder Nachbarn können Ihnen zur Seite stehen, aber auch mit Unverständnis reagieren. Ziehen Sie auch hier Bilanz und suchen Sie Kontakte, die Sie stärken und mit denen Sie sich etwas zuversichtlicher und besser fühlen.

Soziale Faktoren ▸ sind für die Bewältigung einer Krankheit entscheidend. Menschen, die sich in einem sozialen Netz aufgehoben fühlen, haben bessere Chancen, mit Krisen und Krankheiten erfolgreich umzugehen. Sie erfahren Unterstützung und emotionale Entlastung. Praktische Fragen des Alltags und seiner Organisation betreffen zum Beispiel Unterstützung in der Kinderbetreuung, im Haushalt oder bei der Suche nach Arbeit. Nehmen Sie sich einen Moment Zeit zu überlegen, wen Sie in Ihrer Nähe erreichen könnten, wenn Sie Hilfe brauchen. Vielleicht hat Ihnen auch schon einmal jemand geholfen oder Sie waren für jemanden da, den Sie nun ohne schlechtes Gewissen um Hilfe bitten können. Das muss gar nichts mit der Depression Ihres Angehörigen zu tun haben. Es geht darum, dass Sie nicht allein sind mit den alltäglichen Anforderungen.

Auch wenn man Ihnen »nur« zuhört, ohne zu urteilen, kann das sehr entlastend sein, Sie fühlen sich dann weniger allein. Auch wenn die Last, die Sie tragen, nicht weniger geworden ist, so mag sie doch leichter zu tragen sein.

Viele Angehörige beklagen gerade die zunehmende Isolation, das Unverständnis oder die Unsicherheit von Verwandten, Kollegen oder Freunden, die es ihnen schwer machen, sich zu öffnen und auszutauschen. Oft ist dann der Kontakt mit Menschen hilfreich, die in einer ähnlichen Situation sind wie Sie. Es gibt Ansprechpartner, Telefondienste und Angehörigengruppen vor Ort, die Sie in Anspruch nehmen können und die Ihnen gern weiterhelfen (siehe das Kapitel »Bei Bedarf Hilfe holen«). Ziehen Sie sich nicht zurück, teilen Sie sich mit.

In schwierigen Lebensphasen, in Krisen oder Entscheidungssituationen, fangen viele Menschen damit an, ihre Gedanken und Gefühle aufzuschreiben. Einem Aufruf, Tagebuchseiten, Gedichte, Beschreibungen und Notizen einzuschicken, die sie in belastenden Situationen geschrieben hatten, folgten überraschend viele Menschen (Koch u. Kessler 1998). Sie konnten sich gewissermaßen eine Last von der Seele schreiben, ihre Gedanken sortieren und klarer sehen, was ihnen wichtig ist und was sie tun sollten.

Tagebuchschreiben hat eine entlastende Wirkung. Menschen, die regelmäßig schreiben, sind ausgeglichener und zufriedener. Es ist, als würden sie ihre Sorgen zu Papier bringen und sie damit weglegen. Das schafft Raum für Neues. Sie brauchen dazu gar keine besondere Begabung, die Worte entstehen auf dem Papier, wie sie in Ihrem Kopf entstehen.

In Psychotherapie und Beratung nutzt man zunehmend dieses Potenzial des Schreibens. Nach traumatischen Ereignissen kann das Schreiben über das Erlebte zum Beispiel dazu führen, dass Menschen weniger Albträume haben und insgesamt weniger Symptome zeigen.

Wenn man Menschen im Labor bittet, eine kurze Passage über ein für sie wichtiges Erlebnis zu schreiben, dann haben sie hinterher weniger Stresshormone und bessere Blutdruckwerte (Esterling u. a. 1999). Das ist besonders dann der Fall, wenn der Text emotional gefärbt ist, also die Autoren tatsächlich ihre Gefühle ausdrücken, statt Beschreibungen von Abläufen und Situationen zu Papier bringen.

In den Familien mit einem depressiven Familienmitglied wurde das Schreiben gezielt bei Kindern eingesetzt und man konnte feststellen, dass sich ihr eigenes Depressionsrisiko verringerte (Focht u. Beardslee 1996).

TIPP Schreiben über emotional wichtige Erlebnisse ist entlastend und reduziert Stress. Probieren Sie es aus.

In den Gesprächen mit Angehörigen entstehen viele unterschiedliche Geschichten: Krankheitsgeschichten, Beziehungsgeschichten und Alltagsgeschichten. Angehörige erzählen, was passiert ist bis zur Diagnose, wie sie ihren depressiv erkrankten Partner kennengelernt haben oder wie ein Tag bei ihnen üblicherweise abläuft. Wenn Sie die Anregung aufgreifen wollen, dann können Sie zum Beispiel einen Brief schreiben, vielleicht an eine Freundin oder an einen Verwandten, der Ihnen nahesteht. Wenn Ihnen ein Ansprechpartner fehlt, erfinden Sie sich einen, zum Beispiel einen Enkel oder eine Enkelin, die Sie vielleicht einmal haben werden und der Sie erzählen möchten, wie Ihr Leben aussah zum jetzigen Zeitpunkt. Sie können auch ins Internet gehen und sich anderen Menschen anonym anvertrauen (z. B. im Forum des Bündnis für Depression unter www.kompetenznetz-depression.de oder auf www.depression-chat.net).

Sich jemandem schreibend anzuvertrauen ist ein zweiter Schritt, den Sie gehen können, aber nicht gehen müssen. Bereits an anderen Stellen in diesem Buch haben wir gesehen, wie hilfreich es schon sein kann, etwas nur niederzuschreiben: zum Beispiel all die Sorgen, die Ihnen den Schlaf rauben, oder die Anforderungen, die Sie vielleicht besser auf mehrere Schultern verteilen könnten. Etwas mitzuteilen, kann auch bedeuten, es zunächst nur mit sich zu teilen auf einem leeren Blatt Papier. Das Schreiben bietet viele Möglichkeiten, Stress zu erkennen, abzubauen und auf sich zu achten, es gibt also viele Gründe, es selbst einmal auszuprobieren.

Verändern und Veränderungen beibehalten

Etwas Neues auszuprobieren ist als Idee aufregend, in der Praxis aber eher anstrengend. Vielleicht haben Sie schon einige Vorsätze gefasst in Ihrem Leben, zum Beispiel mit dem Rauchen aufzuhören, mehr Sport zu treiben, öfter ein gutes Buch zu lesen, weniger fernzusehen oder auch: weniger Stress zu haben. Die Motivation zur Veränderung baut sich schrittweise auf und ist von Unsicherheiten und Ambivalenzen gekennzeichnet. Es gibt immer Gründe, warum etwas so bleiben sollte, wie es ist, und Gründe, die Veränderung notwendig machen. Es sind mehrere Stadien, durch die man hindurchgeht auf dem Weg zu einer dauerhaften Verhaltensänderung. PROCHASKA u. a. (1997) haben am Beispiel von Rauchern untersucht, wie Menschen es schaffen, Veränderungen zu erreichen.

Zunächst werden Probleme nicht wahrgenommen und mitunter sogar geleugnet, auch wenn sie für andere offensichtlich sind. Die Betreffenden bestehen darauf, dass ihr Verhalten akzeptabel ist und sehen keine Notwendigkeit, aktiv zu werden. Menschen mit einer Nikotinabhängigkeit glauben in dieser Phase, dass sie jederzeit mit dem Rauchen aufhören könnten, sehen jedoch keine Notwendigkeit dazu.

Im nächsten Schritt erkennen sie, dass eine Änderung des Verhaltens gut wäre, das Rauchen wird als problematisch erkannt. Oft sind die Betreffenden aber mutlos, weil Versuche in der Vergangenheit fehlgeschlagen sind. Wenn erste Auswirkungen deutlich werden und medizinische Untersuchungen alarmierende Ergebnisse zeigen, steigt jedoch die Motivation, es noch einmal zu versuchen.

Nun werden Vorbereitungen getroffen für eine Veränderung. Eine Vorbereitung kann schon der Vorsatz sein, an einem bestimmten Tag, Geburtstag oder Neujahr, mit dem Rauchen aufzuhören. Erst wenn genug innere Bereitschaft und äußere Unterstützung gesammelt sind, wird der Plan in die Tat umgesetzt.

Die schwierigste Aufgabe ist jedoch, das neue Verhalten beizubehalten. Oft ist ein Rückfall unausweichlich, sodass der Kreislauf von Neuem beginnt mit den Phasen: Nachdenken über Veränderung, Entscheidung, erste Vorbereitungen, Umsetzung, Durchhalten. Dieser Kreislauf zeigt, dass die Motivation zur Veränderung einem Prozess unterliegt und nicht einfach da ist oder nicht.

Wenn man Sie danach fragen würde, was Sie momentan für sich tun, sagen Sie vielleicht, dass Sie dazu nicht kommen. Sie würden aber beginnen, sobald es möglich ist. Vielleicht sehen Sie auch gar keine Notwendigkeit, etwas nur für sich zu tun. Oder Sie haben schon einmal damit begonnen, etwas für Ihre Entspannung zu tun, aber es wieder aufgegeben, weil Ihnen anderes wichtiger erschien.

TIPP In welcher Phase Sie auch stecken, beginnen Sie da, wo Sie heute gerade sind, etwas für sich zu tun. Verschieben Sie die Erfüllung Ihrer persönlichen Bedürfnisse nicht auf später.

Indem Sie dieses Buch lesen, tun Sie bereits etwas für sich. Wenn es etwas gibt, das Sie schon immer tun wollten oder »sollten«, dann nehmen Sie es in Angriff. Es gibt vieles, was Ihr Interesse findet und Ihre Aufmerksamkeit verdient. Ihr Leben ist um vieles reicher und besteht aus weit mehr als aus dem Alltag mit dem depressiven Angehörigen. Sie haben davon unabhängige Aufgaben, Wünsche und Ziele. Lenken Sie Ihre Aufmerksamkeit auf die Dinge, die Ihnen wichtig sind und guttun, und schaffen Sie Platz dafür, Schritt für Schritt.

Bei Bedarf Hilfe holen

Wenn Sie bis hierher gelesen haben, dann haben Sie vielleicht schon einige Anregungen mitgenommen, wie Sie am besten mit den Herausforderungen umgehen können, ohne selbst krank zu werden. Manchmal reicht das schon. Wenn Sie jedoch spüren, dass Ihre Kraftreserven erschöpft sind, dann ist es notwendig und wichtig, sich Hilfe von außen zu suchen. Diese Hilfe kann Ihren kranken Angehörigen, Sie beide oder auch nur Sie allein betreffen. Alle drei Aspekte sollen im Folgenden kurz angesprochen werden, damit Sie sich besser zurechtfinden und entsprechende Hilfe aufsuchen oder auch einfordern können.

Fachkundige Behandlung

Wenn Ihr Angehöriger sich in Behandlung begibt und sich sein Zustand bessert, dann wird es auch wieder Veränderungen in Ihrem Zusammenleben geben. So weiß man, dass sich die Beziehung verbessert, wenn der oder die depressiv Erkrankte behandelt wird. Mit der Behandlung beginnt also auch für Sie eine bessere Zeit, wenn sie von Fachleuten durchgeführt wird.

Auch wenn Sie einen sehr guten Hausarzt haben, dem Sie vertrauen, gehört eine psychische Erkrankung in die Hände von Fachärzten oder Psychologen. Viele Familien depressiver Patienten probieren im Vorfeld oder neben der laufenden Therapie alternative Behandlungen aus und geben dafür mitunter viel Geld aus. Bevor Sie Ihrem Angehörigen aber den nächsten Workshop, Aufstellungen, Bachblüten oder Ähnliches bezahlen, vergewissern Sie sich, ob er oder sie eine Psychotherapie macht.

Bereits im ersten Kapitel haben wir gesehen, dass die fachkundige Behandlung einer Depression keine Selbstverständlichkeit ist und viele Patienten immer noch und mitunter jahrelang nicht ausreichend behandelt werden, das heißt oftmals einseitig medikamentös. Viele Angehörige sehen eine einseitige medikamentöse Behandlung kritisch und wünschen sich hierzu mehr Informationen. Die medikamentöse Behandlung wird ambivalent erlebt, treten doch auch unter Medikamenten Rückfälle auf. Meistens müssen verschiedene Medikamente ausprobiert werden, bevor eines greift – und auch das erst, nachdem es zwei bis drei Wochen eingenommen wurde. Wenn Sie miterleben, wie schwierig es sein kann, das richtige Medikament in der richtigen Dosierung zu finden, dann wissen Sie, dass eine Depression keine Krankheit ist, die mit kurzzeitigen Tablettengaben und aufmunternden Worten angegangen werden kann. Oft sind nur die Symptome medikamentös »im Griff zu halten«.

Auch führt eine nicht sachgemäße pharmakologische Behandlung zu zusätzlichen Problemen. Während Antidepressiva nicht abhängig machen, kann eine langfristige Behandlung mit Beruhigungsmitteln zur Entwicklung einer Abhängigkeit führen. Der Medikamentenentzug erschwert dann zusätzlich die antidepressive Behandlung. Auch die Dosierung der Medikamente bedarf großer Erfahrung, um unerwünschte Wirkungen so gering wie möglich zu halten. Unerwünschte Wirkungen von Medikamenten sind prinzipiell nicht auszuschließen und im Einzelfall müssen die Vor- und Nachteile abgewogen werden (siehe Greve u.a. 2008).

Für Angehörige bleibt oft ungewiss, welches Verhalten depressionsbedingt und welches Folge von Medikamenten ist.

Angehörige beklagen in Gesprächen immer wieder, dass sie zu wenig informiert sind über Diagnose, Therapie, Verlaufsaussichten und die Auswirkungen der Erkrankung auf den Alltag und die Beziehung. Häufig wissen Sie als Angehörige nicht, was überhaupt in der Behandlung passiert. Verstehen Sie zum Beispiel als Partner Behandlungsschritte nicht, kann dies Ihr Belastungserleben verstärken und zu Konflikten mit dem depressiven Angehörigen führen.

BEISPIEL Eine Angehörige schilderte, dass ihrem Mann von seiner Ärztin geraten worden war, egoistischer zu sein und sich Dinge zu »gönnen«. Dies ging ihrer Meinung nach jedoch auf Kosten der Familie bzw. zu Lasten ihrer eigenen Belastbarkeit und Gesundheit. Sie bat, einbezogen zu werden in Behandlungsfragen, um mit ihrem Mann gemeinsam Formen des Umgangs und der Bewältigung der Depression zu finden. ■

TIPP **Wenn es Ihnen nicht angeboten wird, fordern Sie ein gemeinsames Gespräch ein bei der behandelnden Ärztin oder Psychologin.**

Die meisten Therapeuten werden darauf positiv reagieren, weil sie sich auch gern ein Bild machen von beiden betroffenen Seiten. Sie können ein solches Gespräch nutzen, um Ihre Fragen und Anliegen loszuwerden und Unsicherheiten zu klären.

Kein Arzt wird Ihnen allerdings Auskunft geben auf Ihre Fragen zu Diagnose und Behandlung ohne Einverständnis des Erkrankten. Sie können nicht »hinter seinem Rücken« Informationen vom Arzt einfordern. Die meisten Angehörigen erleben diese Schweigepflicht als hinderlich dabei, dem Erkrankten helfen zu können. Betrachten Sie es aber so: Sie können einen Weg aus der Depression nur gemeinsam mit dem oder der Erkrankten finden. Aus Untersuchungen weiß man, dass die Familien, die gemeinsam einen Weg finden, langfristig zufriedener sind, es weniger Trennungen der Partnerschaften und weniger depressive Rückfälle gibt.

Wichtig ist, dass Sie die Informationen und die Unterstützung bekommen, die Sie brauchen. In vielen Kliniken gibt es Gesprächsrunden für Angehörige und Patienten, Angehörigensprechstunden oder spezielle Gruppenangebote für Angehörige. Informieren Sie sich in der Klinik, in der Ihr Angehöriger behandelt wird, darüber, welches Angebot es für Angehörige gibt. Die meisten Kliniken haben mittlerweile auf ihrer Homepage einen Verweis auf Angehörigenarbeit, auf den Sie sich beziehen können, um einzufordern, wie das jeweilige konkrete Angebot vor Ort aussieht.

Im Folgenden sollen die häufigsten Formen skizziert werden, die Sie als Angehörige eines depressiven Patienten im klinisch-therapeutischen Rahmen gezielt einbeziehen: Paar- und Familientherapien bei Depression sowie Psychoedukation und Gruppenprogramme für Angehörige.

Paartherapie bei Depression

In zwei Studien wurde Paartherapie als eine Behandlungsvariante von Depression untersucht (O'Leary u. Beach 1990; Jacobson u.a. 1991). Sowohl Paartherapie als auch eine kognitive Verhaltenstherapie wirken sich demnach positiv auf depressive Symptome aus. In der Depressionsbehandlung ist Paartherapie vor allem für diejenigen Patienten wirksam, die in unbefriedigenden Partnerschaften leben. Paartherapie ist einer Einzelbehandlung besonders dann in der Wirksamkeit überlegen, wenn die Partnerschaftsprobleme bereits vor Beginn der Erkrankung bestanden und die Beziehung von den Partnern negativ und unbefriedigend erlebt wird. In den Richtlinien der American Psychiatric Association (APA) zur Behandlung depressiver Störungen wird die Paartherapie als mögliche Behandlungsform genannt.

In Deutschland wird sie hingegen äußerst selten erwogen oder angeboten. Dies mag mit Vorurteilen einer Paartherapie gegenüber zusammenhängen. Der Begriff der Therapie impliziert Krankheit und dies wird nur dann für die Beziehung akzeptiert, wenn sie gewissermaßen als krank erlebt wird. Wird die Depression des Partners als dessen Krankheit betrachtet, die es zu heilen gilt, scheint die Einzeltherapie folgerichtig. Gesunde Partner verstehen sich dann eher als unterstützend und begleitend, nicht als therapiebedürftig. Für sie geht es vor allem darum, hilfreiche Umgangsformen zu lernen, zum Beispiel die Kommunikation betreffend oder den Umgang mit besonders belastenden Situationen. Paare, die ihre Probleme in ihrer Beziehungsgeschichte begründet sehen, haben eher den Wunsch, die gemeinsame Beziehungsgeschichte und die Rolle beider Partner zu reflektieren und besser zu verstehen. Die Erfahrung, sich auf neutralem Boden mit einem fachkundigen Menschen zu begegnen, kann sehr hilfreich sein und Entwicklungen anstoßen, die Sie allein vielleicht nicht gegangen wären.

In den letzten Jahren wurden spezifische Ansätze für Paare mit einem depressiven Partner entwickelt. Generell gilt, dass Paare mit einem depressiven Partner besonders dann von einer paartherapeutischen Intervention profitieren, wenn diese zusätzlich Informationen über depressionsspezifische Themen beinhaltet. In der Beratung kann es wichtig sein, zunächst einmal die erlebten Veränderungen anzuerkennen und wahrzunehmen. Bereiche wie die Rollenverteilung in der Partnerschaft, die Beziehungsgestaltung, Arbeitsteilung in der Familie, der Umgang mit Trennungskrisen und Kommunikationsstörungen in der Partnerschaft können thematisiert und bearbeitet werden. Die Auseinandersetzung mit der Erkrankung und deren Folgen führt zu Veränderungen auf der Paarebene, wie der Neudefinition von Ansprüchen und Grenzen und der Bilanzierung von Entwicklungsmöglichkeiten; im besten Fall entstehen mehr Nähe und Kommunikation. Angelika Walk schreibt in ihrem Erfahrungsbericht über eine Paarberatung: »Komischerweise konnten wir auf einmal reden. Wir fanden wieder einen Weg zueinander, wenn auch einen anderen als zu Anfang unserer Beziehung. (...) Dann redeten wir seit vielen Jahren zum ersten Mal vernünftig und sehr intensiv miteinander.« (Walk 2002, S. 178 f.)

Es lohnt sich in jedem Fall, über diese Möglichkeit der Beratung und Therapie nachzudenken.

Psychoedukation und Gruppenprogramme für Angehörige

Seit 20 Jahren gehört Psychoedukation in Medizin und Psychiatrie zum therapeutischen Angebot für Patienten und ihre Familien. Es handelt sich dabei um die Vermittlung von relevanten Informationen von Professionellen (Ärzte, Psychologen, Krankenschwestern, Berater) an Betroffene. Psychoedukation hat eher den Charakter eines Trainings als einer therapeutischen Sitzung. Mit Psychoedukation werden Interventionen bezeichnet, die Patienten und ihre Angehörigen über die Krankheit und ihre Behandlung informieren, das Krankheitsverständnis und den Umgang mit der Krankheit fördern und bei der Krankheitsbewältigung unterstützen. Der Begriff wird sowohl für einmalige Informationsveranstaltungen gebraucht als auch für speziell konzipierte Trainings über mehrere Sitzungen.

In den letzten Jahrzehnten sind vor allem in Großbritannien und den USA eine Reihe von Programmen zur Aufklärung und Entlastung der Angehörigen depressiver Patienten entwickelt worden. Obwohl die Programme zum Teil variieren, beziehen sich alle auf die Problembereiche Krankheit und Beziehung. Sie beinhalten häufig eine Kombination aus dem Erwerb von Krankheitswissen, Kommunikationsregeln und individueller Stressbewältigungskompetenz. Ziel ist die Vermittlung von Wissen über das Störungsbild Depression sowie über Grundlagen und Probleme menschlicher Kommunikation. Häufig geht es auch darum, dass die Familie therapeutische Maßnahmen besser einordnen und den Patienten darin unterstützen kann, diesen zu folgen. Wissen und Information über die Erkrankung kann für die Familien dazu beitragen, Stress zu reduzieren.

Deutschsprachige Programme für Angehörige depressiver Patienten gibt es bisher nur wenige (eines haben Wilms u.a. 2005 vorgelegt).

Angehörigenselbsthilfe

Neben Informationen über die Krankheit, ihre Behandlung und günstige Umfangsformen suchen Angehörige immer auch nach Möglichkeiten, sich auszutauschen und ihr eigenes Befinden auszudrücken. Das emotionale Erleben wahrzunehmen, zu reflektieren und auszudrücken, kann Angehörigen unter Umständen erst ermöglichen, spezifische Hilfe und Unterstützung wahrzunehmen. Zum Beispiel können Schuld- und Schamgefühle dazu führen, dass Angehörige sich in Verheimlichungsstrategien verstricken und damit wenig Zugang zu unterstützenden Beziehungen haben. Auch die aus Scham resultierende Tabuisierung von Belastungen wie Arbeitslosigkeit und Überschuldung kann angemessene Unterstützung verhindern (vgl. das Kapitel »Akzeptieren, was ist«).

In den Gesprächen mit Angehörigen wird auch immer wieder deutlich, dass Ansprechpartner für die Familien der Patienten gebraucht werden über die akuten Phasen hinaus. In einem Erfahrungsbericht heißt es: »Im schlimmsten Fall können wir auf Doktor T. zurückgreifen. Im Notfall. Wir sind ein permanenter Notfall.« (Holtz 1994, S. 132f.) Das unverbindliche Gesprächsangebot der behandelnden Ärzte, das von den Familien selbst eingefordert werden muss, wird häufig als unzureichend empfunden. Auch wenn es ein erster Schritt ist, etwas über die Erkrankung zu erfahren und ins Gespräch zu kommen, so bleiben Sie in der Familie doch allein zurück mit Ihren Sorgen und konkreten Alltagsfragen. Hier können Menschen helfen, die in einer ähnlichen Situation sind wie Sie: andere Angehörige.

Jede Familie findet und lebt ihre ganz eigenen Antworten auf die vielen Fragen, die alle Betroffenen beschäftigen. Es kann sehr hilfreich und entlastend sein, von den Lösungen anderer zu hören und sich so Anregungen zu holen, das eine oder andere auch selbst einmal auszuprobieren. Ansprechpartner für Angehörige ist zum Beispiel der Bundesverband der Angehörigen psychisch Kranker e. V. (BApK), der in regionale Gruppen vermitteln kann. Selbsthilfeangebote finden Sie auch über das Internet oder über

Informationsstellen zu bestehenden Selbsthilfegruppen in Ihrer Nähe (siehe Anhang).

Die regelmäßigen Zusammenkünfte ein- bis zweimal pro Monat werden von Angehörigen auch als »Atempausen« oder »Tankstellen« bezeichnet und als Möglichkeit gegenseitiger Hilfe. Sie lernen andere Betroffene kennen, kommen ins Gespräch miteinander, können sich austauschen, gegenseitig unterstützen und entlasten. Man macht sich gegenseitig Mut in Situationen der Hoffnungslosigkeit und stärkt sein Selbstbewusstsein. Probleme werden enttabuisiert und es kann sehr entlastend sein, zu sehen, dass es anderen Menschen vielleicht ähnlich geht wie einem selbst. Da alle Mitglieder sich zur Diskretion nach außen verpflichten, sind Selbsthilfegruppen auch so etwas wie ein Schutzraum, in dem auch sehr persönliche Themen wie Angst vor Suizidalität zur Sprache kommen können. Die oft langjährigen Erfahrungen und Erkenntnisse der Mitglieder sind gerade im Hinblick auf den Umgang mit den regionalen Hilfestrukturen von großem Wert.

Schließlich haben Selbsthilfegruppen eine wichtige politische Rolle, wenn es darum geht, die Interessen der Betroffenen zu vertreten, Öffentlichkeitsarbeit zu gestalten, für bessere Informationen über Krankheiten und ihre Behandlung einzustehen und Hilfsangebote mitzugestalten. Selbsthilfegruppen sind damit ein Beispiel für soziales Engagement, von dem Sie profitieren können, das Sie aber auch selber mitgestalten und damit etwas zurückgeben können, wenn es Ihnen wieder besser geht.

Vielen fällt es schwer, aus der Anonymität herauszutreten, es gibt Befürchtungen und Schwellenängste. Hier können Selbsthilfeforen im Internet eine gute Alternative sein. Die einzelnen Teilnehmer können anonym bleiben und das Angebot kann zu jeder Zeit und an jedem Ort genutzt werden. In einer Selbsthilfegruppe vor Ort schaffen die direkten Kontakte untereinander jedoch automatisch eine Bindung zueinander, die auch über die Treffen der Gruppe hinausgehen kann. Auch ist etwas schneller ausgesprochen als aufgeschrieben. Gerade für Menschen, die nicht oft und gerne schreiben, bedeutet die schriftliche Form im Internet eher ein Hemmnis. Für andere kann es dagegen genau das Richtige sein. Wichtig ist, dass man sich informiert und einen ersten Schritt nach außen macht. Was man macht, ist nicht so wichtig, wie überhaupt etwas zu unternehmen. Sobald Sie Kontakt mit dem Hilfesystem haben, werden Sie fast von selbst weitere Möglichkeiten und Ansprechpartner kennenlernen und früher oder später etwas und jemanden finden, das und der Ihnen hilft.

Was man nicht erwarten darf

Insgesamt ist festzuhalten, dass das Spektrum an Hilfsangeboten weit über den klinisch-therapeutischen Rahmen hinausgeht. In Krisensituationen gibt es dennoch immer noch zu wenige Ansprechpartner für die Familien depressiver Patienten. Hier besteht Nachholbedarf bei den entsprechenden Berufsgruppen, Angehörige als Mitbetroffene zu sehen und entsprechend zu reagieren. Bei Notarzteinsätzen oder Klinikeinweisungen bleiben Sie als Angehörige häufig unbeachtet. Es ist unwahrscheinlich, dass Ihnen jemand in einer solchen Situation Hilfe anbietet, und sei es nur eine Telefonnummer eines Krisendienstes oder einer Selbsthilfegruppe.

In akuten Situationen steht die Lage des depressiven Patienten im Vordergrund. Sie als Familienangehörige werden oftmals nur als Quelle zusätzlicher Informationen wahrgenommen, die die Situation des Kranken betreffen, nicht aber Ihre eigene. Für Ihre eigenen Schuld- und Ohnmachtsgefühle und Ängste ist in diesen Situationen kaum Platz. In Krisensituationen kann das sehr schmerzhaft sein, wenn Sie vielleicht genauso wie der Kranke verzweifelt sind und Angst haben. Die »Schnittstellen« zwischen Familien und Behandlern sind für Ihre Situation oft noch nicht sensibilisiert.

Die Notwendigkeit der Aufklärung ist dabei nicht nur in einer Richtung zu verstehen, indem Sie als Angehöriger eines depressiven Patienten über die Krankheit und die Hilfemöglichkeiten informiert werden. Auch die umgekehrte Richtung ist zu wenig beachtet worden, dass nämlich auch die Behandler über Ihre Situation als Familie aufgeklärt werden müssen. Das Ausmaß der Belastungen und Veränderungen in einer Familie durch die Depression eines Mitglieds wird oft nicht angemessen wahrgenommen. Selbst Kliniker unterschätzen das Ausmaß der Belastungen von Angehörigen, verglichen mit deren Selbsteinschätzungen.

Dass Angehörige hierzulande nach wie vor unzureichend in die Behandlung von Depressionen einbezogen werden, ist unter anderem darauf zurückzuführen, dass die Ausbildungscurricula in diesem Punkt mangelhaft sind und die Perspektive von Angehörigen in bestehenden Ausbildungsprogrammen nicht berücksichtigt wird. Ein weiteres Problem ist zudem die vollkommen unzureichende Finanzierung der Unterstützung von Angehörigen depressiver Patienten.

Es ist dringend notwendig, Ansprechpartner zu etablieren, die spezifischere Hilfen ermöglichen als der allgemeine Krisendienst, der Notarzt oder die Feuerwehr. Dieses Buch soll Ihnen

Wege für sich zeigen, ganz selbstverständlich offenstehen werden diese Ihnen in der Praxis nicht. Sie müssen als Angehöriger selbst aktiv werden, wenn Sie in die Behandlung einbezogen werden wollen, obwohl die positiven Effekte einer solchen Einbeziehung für die Behandlung belegt sind. Streng genommen ist davon auszugehen, dass »das unter den jetzigen Versorgungsbedingungen notgedrungene Unterbleiben einer angemessenen Angehörigenarbeit quasi ein Kunstfehler« in der Behandlung ist (Spießl u. a. 2005, S. 215). Das bedeutet, Sie haben allen Grund, Ihre Rechte einzufordern. Für eine erfolgreiche Behandlung braucht es nämlich drei Seiten: Betroffene, Angehörige und Behandler.

Zitierte Literatur

Bareiter, K. (1992): Depression – Rückzug aus dem Leben. Frankfurt am Main: Fischer.

Epstein Rosen, L.E.; Amador, X.F. (1998): Wenn der Mensch, den du liebst, depressiv ist. Bern u.a.: Scherz (2002 bei Rowohlt).

Esterling, B.A.; L'Abate, L.; Murray, L.A.; Pennebaker, J.W. (1999): Empirical foundations for writing in prevention and psychotherapy: mental and physical health outcomes. In: Clinical Psychology Review, 19, S. 79–96.

Focht, L.; Beardslee, W.R. (1996): Speech after long silence: the use of narrative therapy for children of parents with affective disorder. In: Family Process, 35, S. 407–422.

Goffman, E. (1999): Stigma. Über Techniken der Bewältigung beschädigter Identität (14. Aufl.). Frankfurt am Main: Suhrkamp.

Greve, N.; Osterfeld, M.; Diekmann, B. (2008): Umgang mit Psychopharmaka. Ein Patientenratgeber. Bonn: Balance.

Hesse, A.M. (2002): Schatten auf der Seele. Wege aus Depression und Angst. Freiburg im Breisgau: Herder.

Holtz, H. (1994): Schatten auf der Seele. Mein Mann ist depressiv. München: Knaur.

Jacobson, N.S.; Dobson, K.; Fruzzetti, A.E.; Schmaling, K.B.; Salusky, S. (1991): Marital therapy as a treatment for depression. In: Journal of Consulting and Clinical Psychology, 59, S. 547–557.

Jorm, A.F., Korten, A.E., Jacomb, P.A., Christensen, H. & Henderson, S. (1999). Attitudes towards people with a mental disorder: a survey of the Australian public and health professionals. Australian and New Zealand Journal of Psychiatry, 33, 77–83

Karp, D. A.; Watts-Roy, D. (1999): Bearing responsibility: how caregivers to the mentally ill assess their obligations. In: Health, 3, S. 469–491.

Keller, M. B. (1994): Depression: A long-term illness. In: British Journal of Psychiatry, 165 (Suppl. 26), S. 9–15.

Koch, H.; Kessler, N. (1998): Leben und Schreiben in psychischen Krisen. Bonn: Psychiatrie-Verlag.

Möller, H.-J.; Laux, G.; Deister, A. (2005): Psychiatrie und Psychotherapie. Stuttgart: Schattauer.

O'Leary, K. D.; Beach, S. R. (1990): Marital therapy: a viable treatment for depression and marital discord. In: American Journal of Psychiatry, 147, S. 183–186.

Prochaska, J. O.; Norcross, J. C.; DiClemente, C. C. (1997): Jetzt fange ich neu an. Das revolutionäre Sechs-Schritte-Programm für ein dauerhaft suchtfreies Leben. München: Droemer Knaur.

Rave-Schwank, M. (2002): Was ich von den Angehörigen gelernt habe. Zur Überwindung der Kluft zwischen Angehörigen und Professionellen. In: Psychiatrische Praxis, 29, S. 116–118.

Real, T. (1997): Mir geht's doch gut. Männliche Depressionen. Bern u. a.: Scherz.

Richter, D. (2006): Psychische Störungen und Erwerbsminderungsrenten. DRV Schriften, Band 55.

Schweitzer, J.; Streeck, U. (2001): Ein Weg aus der Depression. Walter Jens und Inge Jens im Gespräch mit Jochen Schweitzer und Ulrich Streeck. In: Psychotherapie im Dialog, 4, S. 519–526.

Solomon, A. (2002): Saturns Schatten. Franfurt am Main: Fischer.

Spießl, H.; Schmid, R.; Wiedeman, G.; Cording, C. (2005): Unzufriedene Angehörige. Kunstfehler psychiatrischer Behandlung oder ökonomische Notwendigkeit? In: Psychiatrische Praxis, 32, S. 215–217.

Targum, S. D.; Dibble, E. D.; Davenport, Y. B.; Gershon, E. S. (1981): The Family Attitudes Questionnaire. Patients' and spouses' views of bipolar illness. In: Archives of General Psychiatry, 38, S. 562–568.

Walk, A. (2002): Ich sah in den Spiegel und erkannte mich nicht. Bergisch Gladbach: Bastei Lübbe.

Wilms, H.-U.; Bull, N.; Wittmund, B.; Angermeyer, M. C. (2005): Hilfen für Partner psychisch Kranker. Ein Gruppenmanual für Angehörige chronisch psychisch kranker Menschen. Bonn: Psychiatrie-Verlag.

Woggon, B. (2004): »Ich kann nicht wollen«. Berichte depressiver Patienten. Bern: Huber.

Empfohlene Literatur

Zur Krankheit Depression und ihrer Behandlung

Dinner, P. (2005): Depression. 100 Fragen, 100 Antworten. Bern: Huber.

Fragen und Kurzantworten zu allen wichtigen Aspekten von Depression.

Müller-Rörich, T.; Hass, K.; Marque, F., Broek, A. v.; Wagner, R. (2007): Schattendasein. Das unverstandene Leiden Depression. Berlin: Springer.

Erfahrungen Betroffener und Angehöriger aus dem Kompetenznetz Depression wurden zu einem Ratgeber zusammengefasst und verdichtet.

Nieklewski, G.; Rieke-Nieklewski, R. (2008): Depressionen überwinden. Niemals aufgeben. Herausgegeben von der Stiftung Warentest.
Führt sehr klar und verständlich in Symptome, Ursachen und Behandlungsmöglichkeiten ein.

Johnstone, M. (2008): Mein schwarzer Hund. Wie ich meine Depression an die Leine legte. München: Kunstmann.
Bilderbuch, in dem ein Betroffener die Symptome einer Depression beschreibt und Mut macht, die Depression »an die Leine zu legen«.

Greve, N.; Osterfeld, M.; Diekmann, B. (2008): Umgang mit Psychopharmaka. Ein Patientenratgeber. Bonn: Balance.
Stellt die ganze Bandbreite der wichtigsten Psychopharmaka, ihre Anwendung und Wirkungen vor. Einzelne Medikamente können nachgeschlagen werden und sind verständlich beschrieben.

Woggon, B. (2004): »Ich kann nicht wollen«. Berichte depressiver Patienten. Bern: Huber.
Eine Sammlung von Erfahrungen von Betroffenen und ihren Angehörigen, herausgegeben mit medizinischen Kommentaren.

Speziell für Angehörige

BApK (Hg.) (2008): Mit psychisch Kranken leben. Rat und Hilfe für Angehörige. Bonn: Balance.
Umfassender Überblick über die häufigsten psychischen Krankheiten, ihre Behandlung und das psychosoziale Versorgungssystem. Ein Buch, das besonders für Angehörige hilfreich ist, die das erste Mal mit psychischen Krisen konfrontiert sind.

Blum, D.; Dauenhauer, M. (2004): »Und wo bleibe ich?!« Leben mit depressiven Menschen. Ostfildern: Deutscher Verlag für Gesundheitspflege.

Empfehlenswerter Leitfaden für Angehörige, der in Seminaren für Angehörige erprobt wurde.

EPSTEIN ROSEN, L. E.; AMADOR, X. F. (1998): Wenn der Mensch, den du liebst, depressiv ist. Bern u. a.: Scherz (2002 bei Rowohlt).
Ratgeber, der auf die unterschiedlichen Beziehungen (Partner, Kinder, alte Menschen, Freunde) in jeweils extra Kapiteln eingeht, viele Beispiele aus dem amerikanischen Original.

MATTEJAT, F.; LISOFSKY, B. (2008): Nicht von schlechten Eltern. Kinder psychisch Kranker. Bonn: Balance.
Gibt einen Überblick über die Situation der Kinder psychisch Kranker mit Beiträgen von Betroffenen und Experten.

MOSCH, E. VON (2009): Mamas Monster. Was ist nur mit Mama los? Bonn: Balance.
Vorlesebuch für 3- bis 6-jährige Kinder und deren Eltern.

Internet

Informationen über alle Aspekte von Depression, Foren zum Austausch mit anderen Betroffenen, Angehörigen und Experten:
www.buendnis-depression.de; www.psychiatrie.de

Informationen des Bundesverbandes der Angehörigen psychisch Kranker e. V.: **www.bapk.de**

Informationen zu Selbsthilfegruppen mit Kontaktadressen:

- in der Bundesrepublik Deutschland unter **www.nakos.de**
- in Österreich unter **www.selbsthilfe.at**
- in der Schweiz unter **www.kosch.ch**

Psychotherapie-Informations-Dienst des Berufsverbandes Deutscher Psychologinnen und Psychologen: **www.psychotherapiesuche.de**

Telefonseelsorge: **www.telefonseelsorge.de/index.html**

Plattform zum Thema Kinder psychisch Kranker: **www.kipsy.net**